LA SANTÉ

AU VILLAGE & A LA FERME

PAR

Le Docteur CANCALON

*Le médecin n'est pas seulement
l'homme qui guérit. Il est aussi
et mieux encore le guide de la
santé, le conseiller de l'hygiène.*

PRIX : 1 fr. — 1 fr. 20 franco

En vente chez l'auteur, 10, rue du Palais, à Blois

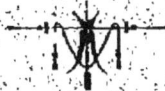

BLOIS
IMPRIMERIE CENTRALE, ADMINISTRATIVE ET COMMERCIALE
13, rue Denis-Papin, 13
—
1904

LA SANTÉ

AU VILLAGE ET A LA FERME

PUBLICATIONS DU MÊME AUTEUR
SUR L'HYGIÈNE

———

L'Hygiène nouvelle dans la Famille, préface de M. le docteur DUJARDIN-BEAUMETZ. Ouvrage approuvé par le Ministère de l'Instruction publique pour les Bibliothèques pédagogiques et publiques. — *Société d'Éditions Scientifiques*, 4, rue Antoine-Dubois, Paris.

———

Le Diagnostic de la Mère de famille. — *Nouvelle Revue*, 1ᵉʳ Janvier 1897.

———

L'Éducation médicale de la Femme. — *Revue Occidentale*, 1ᵉʳ Juillet 1897.

———

LA SANTÉ

AU VILLAGE & A LA FERME

PAR

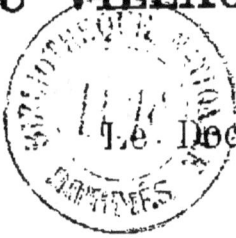

Le Docteur CANCALON

*Le médecin n'est pas seulement
l'homme qui guérit. Il est aussi
et mieux encore le guide de la
santé, le conseiller de l'hygiène.*

PRIX : 1 fr. — 1 fr. 20 franco

En vente chez l'auteur, 10, rue du Palais, à Blois

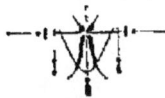

BLOIS
IMPRIMERIE CENTRALE, ADMINISTRATIVE ET COMMERCIALE
13, rue Denis-Papin, 13

1904

ERRATA

Page 66, 7ᵉ ligne, au lieu de : *qu'en récit des guerres,*
lire : *qu'au récit des guerres.*

Ibidem, 13ᵉ ligne, au lieu de : *je ne vois pas qu'il
ne soit,* lire : *je ne vois pas qu'il soit.*

AVANT-PROPOS

M. Vezin, Professeur Départemental d'Agriculture de Loir-et-Cher et Directeur du journal l'*Agriculture Pratique du Centre*, a pris une initiative et donné un exemple dignes d'être imités, en offrant une place, dans cet important organe, à l'Enseignement de l'Hygiène.

Nous ne saurions mieux faire que de reproduire les termes dans lesquels, le 15 décembre 1901, il annonça à ses Lecteurs la publication d'articles consacrés à cette utile vulgarisation.

« L'hygiène est plus que jamais à l'ordre du jour et il semble que la France qui s'est laissé dépasser par une foule d'autres pays, veuille rattraper le temps perdu. Nous voyons partout le corps médical se lancer dans une véritable croisade pour la défense de la santé publique et rien ne peut l'honorer davantage, comme le disait si bien M. le Dr Partenay, dimanche dernier, en félicitant M. le D^r Le Gendre, médecin des hôpitaux de la Ville de Paris, à la suite de la belle conférence qu'il a faite, dans la salle Gaston, sur l'organisation de la lutte contre la Tuberculose.

« Grâce au dévouement inépuisable et au savoir profond d'Apôtres tels que lui, de toutes parts surgissent des ligues : ligue antituberculeuse, ligue antialcoolique, ligue pour protéger l'enfance, etc. Toutes sortes de cours, de conférences sont faits aux diverses associations de dames ambulancières, aux sauveteurs, aux sociétés d'instruction populaire.

« De ce mouvement, si généreusement désintéressé, il résultera sans doute une moindre mortalité pour notre pays qui en a grand besoin.

« Mais la campagne restera-t-elle en dehors de cette utile propagande ? Ne portera-t-on pas la bonne parole au village et à la ferme ?

« Il nous a semblé qu'un journal agricole devrait faire une place à cet enseignement et que c'était là le complément naturel de son programme.

« La santé n'est-elle pas le premier des capitaux de l'agriculteur et le plus précieux ?

« Aux préceptes d'hygiène que l'*Agriculture pratique du Centre* lui donne pour ses animaux et pour ses arbres, il est tout indiqué de joindre les notions essentielles de l'hygiène humaine. Ne s'agit-il pas, au fond, de la même science, dans ses diverses applications ?

« Nous avons demandé à M. le Dr Cancalon de vouloir bien se charger de cette partie du journal. Avec la bonne grâce dont nos docteurs sont coutumiers, il a accepté, ainsi qu'en témoigne la lettre suivante :

« *Blois, le 12 décembre 1901.*

« A Monsieur VEZIN, Professeur dé-
« partemental d'Agriculture.

« CHER MONSIEUR,

« Depuis trop longtemps je suis d'avis que le
« médecin a un rôle de propagande et de vul-
« garisation à remplir, et l'exemple nous en vient
« depuis quelque temps de trop haut, pour que
« j'hésite à faire ce que vous me proposez en
« termes si aimables.

« Il s'agit, en somme, d'exposer en un langage
« simple et clair les notions d'hygiène et de
« premiers soins, en cas d'urgence, qui peuvent
« être utiles à vos lecteurs.

« Les médecins ne cessent de le faire oralement
« chacun dans sa clientèle, mais il est bon, sans
« doute, que cela soit écrit.

« Voulez-vous me permettre de formuler, non

« pas trois conditions, mais trois résolutions d'é-
« viter les écueils ordinaires d'une pareille propa-
« gande dans la presse :

« 1° S'abstenir de toute réclame, personnelle
« d'abord, cela va sans dire, mais encore quel-
« conque, et laisser son monopole à la quatrième
« page des journaux ;

« 2° Dénoncer les charlatans qui trouvent leurs
« meilleures dupes à la campagne, y compris les
« charlatans des susdites quatrièmes pages ;

« 3° La pire des duperies serait de prétendre
« enseigner aux gens à se passer de médecin. La
« meilleure régle d'hygiène sera toujours de
« consulter à propos, de renseigner intelligem-
« ment son médecin, celui de sa famille et de s'en
« rapporter à lui. Toutes les vulgarisations
« possibles n'empêcheront pas la médecine d'être
« un art très difficile.

« Donc, tâchons de ne pas devenir malades, et
« c'est à quoi ces pages d'hygiène que vous me
« demandez aideront un peu, je l'espère, vos
« lecteurs, mais, en cas de maladie, il n'y a pas
« deux conduites à tenir.

« En insérant ces lignes, vous m'obligerez. Ce
« sera ma préface.

« Recevez l'expression cordiale de mes sen-
« timents les plus dévoués.

« Dr CANCALON. »

« Ainsi, c'est entendu, grâce à l'obligeance du Docteur, nous publierons, deux fois par mois, des articles intitulés : *La Santé au Village*, au grand avantage et, nous l'espérons, au grand plaisir de ceux de nos lecteurs qui aiment à se bien porter. Nous pensons que c'est le grand nombre.

« A. VEZIN. »

Ce petit livre est composé précisément de ces articles parus dans l'*Agriculture Pratique du Centre*. Les Lecteurs leur ont fait bon accueil, et nous espérons qu'ils seront heureux de les retrouver sous cette forme plus commode et plus facile à consulter.

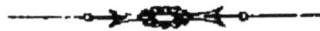

HYGIÈNE

LA SANTÉ AU VILLAGE ET A LA FERME

I

Pénétration et propagation de la tuberculose humaine. — Elle est importée à la campagne.

C'est un grand et douloureux sujet d'étonnement pour un médecin de constater combien la tuberculose est fréquente à la campagne. Logiquement, elle devrait y être inconnue. Cela est tellement vrai qu'il n'est question, pour la guérir, que de *sanatoria*. c'est-à-dire d'installations champêtres où les malades trouveront, loin des villes et de leurs poussières malsaines, l'air pur et le grand soleil, premières et indispensables conditions de leur guérison.

1

Les circonstances préparatoires propices à son éclosion, parce qu'elles affaiblissent l'organisme, ne se rencontrent vraiment que dans les populeuses cités. C'est l'encombrement surtout, résultat de la cherté des loyers et de l'entassement des maisons surélevées le long des rues étroites. Là, dans ces logis obscurs, règnent la misère et souvent le vice, la malpropreté, l'alcoolisme, le surmenage et parfois la faim qu'on ne connaît guère plus à la campagne, car la misère dans les villes est plus implacable, plus froide, plus morne, plus desespérée qu'ailleurs.

Les familles même qui ont leur budget assuré et vivent dans la sécurité et l'aisance y sont menacées sans cesse de contamination, car les germes contagieux sont partout où l'on s'entasse, où l'on se coudoie, aussi bien dans les lieux de plaisir que dans les ateliers de travail.

Que les villes soient des foyers de maladie et de mort précoce, cela est facile à comprendre, mais à la campagne, ou des conditions toutes contraires sont réalisées..... mais ces villages et ces fermes ensoleillées, sans cesse balayés par les grands courants atmosphériques, où l'eau est pure, où les aliments sont naturels ; c'est un mystère que la tuberculose y puisse pénétrer, y prenne droit de domicile et poursuive là comme ailleurs sa marche trop souvent inexorable.

Aujourd'hui que le problème des origines de

la tuberculose est bien posé, que les données en sont connues, que l'on sait comment elle se gagne, il nous a semblé que c'est surtout à la campagne que ces précieuses connaissances doivent être utilisées avec succès. C'est là que le redoutable fléau doit reculer tout d'abord, car il n'y est pas sur son terrain, c'est un champ qu'il usurpe ; il est là comme une mauvaise herbe importée, et que la négligence du cultivateur a laissé pousser, étendre ses racines et jeter ses graines.

Nous posons, en principe, que la tuberculose ne naît pas spontanément à la campagne et qu'elle y disparaîtrait, au contraire, spontanément, si elle n'y était sans cesse exportée des villes. Nous ne prétendons pas qu'il ne se produit pas de cas de contagion sur place, à la campagne, mais si l'on pouvait remonter à l'origine de ce contage, on lui trouverait habituellement une source exotique et citadine.

Comment en douter lorsque l'on sait que les rayons solaires ont une vertu assainissante et que leur action prolongée fait périr le microbe de la tuberculose ? La campagne est donc assainie périodiquement partout où pénètre la lumière du grand jour.

Avec un tel auxiliaire (si l'on prenait la peine d'utiliser sa puissance), avec les autres éléments dont on dispose gratuitement à la campagne, la défense contre la tuberculose serait facile et efficace.

Il suffirait, pour cela, d'un peu moins d'igno-rance relativement à la nature de la maladie, à la façon dont elle se propage, aux diverses formes qu'elle revêt, tantôt extrêmement lente et mettant des années à se manifester et à évo-luer, tantôt rapide et galopante. Il faudrait se défier un peu plus des débuts insidieux, con-naître les réformes à faire dans l'hygiène de la famille, les précautions à prendre qui n'ont rien de bien difficile et aussi tenir en plus grande suspicion les *importateurs* du mal.

Il n'existe plus guère, le cultivateur n'ayant jamais quitté son village et

Croyant que tout finit où finit son domaine,

les échanges de visite sont continus entre la ville et les champs. Loin de nous la pensée que ce mouvement sera enrayé, car il corres-pond au développement croissant de l'industrie et du commerce, mais il démontre l'utilité et même l'urgence d'une propagande destinée à en prévenir les dangers, sans quoi, bientôt, la ville n'aura rien à envier à la campagne sous le rap-port de la santé.

II

Pénétration et propagation de la tuberculose humaine. — Les dangers de la grande ville.

———

D'abord, les médecins de la ville envoient tôt ou tard, et souvent trop tard, leurs phtisiques à la campagne. A la campagne! c'est bientôt dit, mais, en bonne conscience, s'il est bien que l'hospitalité ne soit pas refusée à ces malades, ne devrait-on pas prendre des mesures pour qu'elle ne devienne pas meurtrière à leurs hôtes? Ceux-ci ne devraient-ils pas être prévenus du danger qu'ils peuvent courir, de la nécessité d'avoir au moins une chambre séparée pour ces malades et des autres précautions indispensables pour éviter la contagion? Le fait-on? Je ne crois pas, ou plutôt je suis certain que non et je m'en accuse tout le premier, au moins pour le passé.

Si une jeune fille vient se gager en ville, et, comme il arrive souvent, contracte bronchite suspecte ou pleurésie, vite ses maîtres sont prévenus et on la renvoie dans sa famille. Celle-ci,

ignorant la vraie situation, ne consultera le médecin que lorsque la maladie sera tout à fait
aggravée.

Ainsi de tant de jeunes gens partis pour Paris plein d'illusions et d'espérance, et qui re-
viennent, un beau jour, du magasin, du bureau
ou de l'atelier, blessés à mort, traîner au village
une existence désormais languissante.

Combien le régiment en a-t-il rendu de ces
jeunes gens qu'il avait pris bien portants et qui
ne guériront plus ? |Les choses se passent mieux
aujourd'hui qu'autrefois, les poitrines suspectes
sont refusées à la revision et les contagions de
la chambrée sont plus rares. Mais combien de
tuberculoses familiales ont tiré de là leur origine ?

Ce devrait être une obligation non seulement
morale, mais légale, de ne jamais déplacer un
malade atteint d'une maladie contagieuse, sans
de graves raisons et sans toutes les précautions
préliminaires destinées à assurer la sécurité des
tiers. Il est des pays où il en est ainsi depuis
longtemps et où chacun est responsable des contaminations qu'il peut occasionner par son imprudence.

En tout cas, lorsque les habitants de la ville
veulent envoyer à la campagne, chez leurs parents ou leurs amis, des malades ou des conva-
lescents, ceux-ci sont fondés à ne pas les accep-

ter à la légère et à s'informer auprès du médecin, seul compétent. Jeunes gens et jeunes filles
qui brûlent d'aller vivre en grande ville devraient être prévenus des dangers qu'ils y ren-
contreront, non seulement au point de vue de la
tuberculose, mais aussi d'autres maladies, telles,
par exemple, que la fièvre typhoïde. Leur tempérament offre-t-il une résistance suffisante pour
braver de tels périls, c'est à eux de s'en infor·
mer à qui de droit.

Quaud il s'agit de mettre un enfant en pen-
sion, les parents sont souvent attirés par la réputation des établissements situés dans les
grands centres. Ce choix a une grande importance pour la santé future de l'enfant, et nous
connaissons plus d'une famille qui en a fait la
triste expérience.

Autrefois, on ignorait la cause déterminante
de la tuberculose, ses procédés de pénétration
et comment on se contagionne. Quand elle avait
pénétré dans une famille, elle étendait d'autant
mieux ses ravages qu'on ne se défiait nullement et qu'on ne prenait aucune mesure de défense.

Il ne saurait en être ainsi désormais, à moins
d'ignorance et de négligence. Si la maladie est
difficilement guérissable, en revanche, elle est
facilement évitable *surtout à la campagne.* C'est
ce que nous indiquerons dans un autre chapitre,

mais nous ne voulons pas terminer celui-ci sans dire qu'on peut éviter la contagion par des mesures très simples qui n'empêchent nullement de soigner affectueusement les malades. Il est important que ceux-ci ne se sentent pas un objet de défiance continuelle, car leur moral en serait singulièrement affecté.

Il est des gens qui se font un point d'honneur de ne prendre aucune mesure de prudence, et d'autres qui s'abandonnent à une peur irraisonnée.

Entre l'affolement des uns et l'insouciance des autres, il y a une juste mesure à trouver et à définir.

III

Mode de contagion de la tuberculose humaine.

Lorsqu'il est question de la tuberculose humaine, chacun pense immédiatement à la phtisie pulmonaire. C'est, en effet, la forme la plus fréquente et la plus notoire de la maladie, mais il s'en faut que ce soit sa forme unique.

La tuberculose ne s'attaque pas seulement aux voies respiratoires, il n'est pas d'organe où elle ne puisse s'implanter, se cantonner d'abord pendant un certain temps pour se généraliser ensuite, et partout les lésions qu'elle produit sont extrêmement rebelles.

Qu'elle produise des tumeurs ou des suppurations de la peau, des os, des articulations, des gaines synoviales ; qu'elle s'attaque aux méninges sous la forme implacable de méningite tuberculeuse ; qu'elle s'implante dans le canal digestif (entérite, fistules tuberculeuses), ou dans les grandes cavités des séreuses (pleurésie, péritonite tuberculeuses) ; qu'elle fasse gonfler et suppurer les ganglions lymphatiques (adénite tuberculeuse) ; qu'elle pénètre insidieusement dans les voies urinaires (néphrite, cystite tuber-culeuses), partout, et j'abrège encore cette énu-mération, elle offre ce même caractère de résis-tance aux remèdes et de tendance à la dissémi-nation, partout elle est causée par le même agent de contagion.

Cet agent est le bacille de Koch que l'on peut voir au microscope avec un grossissement de 7 à 800 diamètres. Si cette découverte appartient à la science allemande, (sous l'impulsion, du reste, de notre grand Pasteur), en revanche, presque tout le reste de l'histoire de la tubercu-lose est de création française.

Des médecins français ont attaché leur nom à la description de la maladie, à la découverte de sa contagiosité et de son inoculabilité, et à tra-vers tant de formes variées et de localisations diverses, de son unité.

Et c'est là un progrès dont le public ne con-naît pas assez l'importance et la difficulté que celui qui a consisté à reconnaître, sous tant de déguisements divers, la même et toujours re-doutable maladie.

Comme tous les microbes infectieux, celui de la tuberculose, après avoir pénétré dans nos or-ganes, s'y multiplie et on le trouve en grande abondance dans les sécrétions des malades.

S'il s'agit de tuberculose pulmonaire ou la-ryngée, il existe en nombre incalculable dans

les crachats ; s'il s'agit d'une diarrhée tuberculeuse, ce sont les matières fécales qui le renferment, c'est l'urine dans les cas de cystite et
c'est le pus dans toutes les suppurations diverses de même nature.

Retenons et soulignons cette vérité grosse de
conséquences : *Ce sont les sécrétions des malades
qui renferment le germe contagieux et dont il
faut se défier.*

Nous espérons, au cours de ces leçons, ren-
contrer un certain nombre de vérités générales,
de formules simples et claires résumant les
grandes données de l'hygiène. Nous les réuni-
rons à la fin de notre travail, comme son résumé
et sa conclusion. Voilà une de ces formules qu'il
faut retenir. Elle ne s'applique pas seulement à
la tuberculose, mais bien à toutes les maladies
transmissibles. Elle est l'A B C de la prophylaxie
des contagions.

La Ligue contre la tuberculose a proclamé le
danger des crachats et a fait, à ce sujet, une
propagande dont on ne saurait contester la
grande utilité et la parfaite opportunité.

Les crachats deviennent poussière, et dans
cette poussière le bacille de Koch se trouve
comme une graine prête à germer, qui vole au
gré du vent et des balayages, et qui se dévelop-
pera dès qu'elle tombera sur un terrain propice.
Voilà le danger public en effet.

Mais il ne faudrait pas méconnaître, au point de vue de la famille, le danger des autres sécrétions dont nous avons parlé, et, en particulier des suppurations chroniques.

Il est de petites lésions suppuratives dont on ne se défie guère et qui peuvent contenir en abondance les bacilles de Koch. Les suppurations chroniques de l'oreille sont souvent dans ce cas, et les fistules anales presque toujours.

Il ne faudrait jamais laisser une trace de pus sur un drap, sur une taie d'oreiller, sur une serviette dont on continuera à se servir.

Nous indiquerons les précautions à prendre et les remèdes à employer pour neutraliser les substances virulentes. Il est un moyen qu'il faut indiquer tout de suite ; il est simple, il est usuel, il est infaillible : c'est l'ébullittion prolongée des linges contaminés, c'est leur lessivage.

Nous savons maintenant comment se réalise la contagion de la tuberculose, et sur quoi doivent porter nos défiances les mieux et, j'ajoute, les seules justifiées.

Il ne faut pas, en effet, s'abandonner à une peur vague, irraisonnée et d'autant plus intense des contagions. Le sort des malades atteints ou soupçonnés de tuberculose deviendrait bientôt pareil à celui des anciens lépreux. Ils se verraient éliminés de partout, sentiraient bientôt s'élargir autour d'eux le cercle des défiances muettes et la tristesse de leur situation serait affreusement aggravée.

Nous préférerions encore la généreuse insouciance avec laquelle on s'expose aujourd'hui au danger, pour ne pas révéler au malade sa situation, à ces frayeurs exagérées auxquelles commence à s'abandonner une partie du public.

Et, d'abord, nous avons dit qu'il fallait au germe de la tuberculose (comme à toute semence), un terrain propice ; il faut ajouter encore : des circonstances favorables. Or, il s'en faut que tous et toujours nous soyons susceptibles d'être contagionnés. Si nous sommes attentifs à éviter les circonstances prédisposantes, nous demeurerons réfractaires aux contagions quotidiennes auxquels tout le monde est exposé. La nutrition insuffisante, le surmenage, les excès, le défaut d'air et de lumière, la privation de sommeil, tout ce qui appauvrit le sang déprime le système nerveux, nous rend plus vulnérables à la contagion.

Certaines maladies : influenza mal soignée, rhume négligé, rougeole, variole, coqueluche, dyspepsie, sont fréquemment des étapes préparatoires.

Hâtons-nous encore de proclamer cette vérité consolante et qui permet toutes les relations so-

ciales avec les malades atteints de tuberculose :
on ne se contagionne pas par l'air respiré à côté
d'eux ; on peut les voir, les fréquenter, les soigner, vivre en famille avec eux sans que la
crainte empoisonne l'intimité, pourvu que
soient prises les précautions que nous précise-
rons dans un prochain chapitre.

IV

Comment on peut éviter la Tuberculose.

Deux mots résument les précautions à prendre pour se garder des maladies contagieuses: *isolement et antisepsie*.

L'isolement consiste à éviter le contact du malade en le tenant séparé des personnes susceptibles de contracter son mal.

Il est des maladies où la présence même du malade est dangereuse (scarlatine, rougeole), mais ce n'est pas le cas, répétons-le, pour la tuberculose; il suffit de se garder, comme nous l'avons vu, des sécrétions provenant du malade: crachats, pus, etc.

Cela exige certaines précautions qu'on peut appeler le premier degré de l'isolement. Et ces précautions, nous sommes d'avis qu'il faut les prendre vis-à-vis de toute personne qui tousse et crache; pas d'exception, sous le prétexte qu'il s'agit de bronchite simple ou de catarrhe.

D'abord, on ne sait jamais exactement où finissent la bronchite et le catarrhe et où commence la tuberculose. Ensuite, si tout le monde est soumis à la même règle, personne ne sera fondé à se croire plus gravement atteint que les autres.

Les malades simplement soupçonnés ou même reconnus tuberculeux perdront moins confiance et courage et conserveront les bonnes dispositions morales si nécessaires à leur guérison.

Dès qu'un membre de la famille tousse et crache depuis quelque temps, il est bon qu'il ait un lit à part, et, si cela est possible, une chambre séparée. C'est toujours son intérêt, car ainsi il respirera mieux, à condition, toutefois, que son lit ne sera pas, suivant les anciens errements, confiné au fond d'une alcôve, ou rigoureusement entouré de rideaux faisant obstacle au renouvellement de l'air.

Nous devons tous, malades ou non malades, nous abstenir de cracher par terre, surtout dans les appartements.

De même qu'on apprend aux enfants à éviter certains gestes et qu'ils arrivent peu à peu à s'en abstenir instinctivement et sans y penser il faut que l'acte de cracher ailleurs que dans un crachoir ou un mouchoir soit de bonne heure réprimé.

Nous aurions ainsi moins de peine à apprendre au tousseur, alité ou non, à se conformer à cette règle.

Et, du reste, malgré sa bonne volonté, comme
la tonx est souvent quinteuse, brusque, spasmo-
dique, il arrivera toujourg que des parcelles de
salive ou de crachats seront projetées par terre
ou sur le lit.

Voilà pourquoi il serait très utile que le lit
fût recouvert de façon à pouvoir être tenu très
propre.

Tout ce qui ne peut pas se laver est à la longue très dangereux. Les dessus de lit en gui-
pure, les couvertures ouatées et piquées, les
édredons sont bientôt contaminés.

On ne devrait avoir, en plus ou moins grand
nombre, suivant la saison, que des couvertures
de laine ou de coton, pouvant se laver de temps
en temps, comme l'on fait pour les taies d'o-
reiller.

Quant au sol de l'appartement, que ce soit
plancher, carreau ou terre battue ou ciment, il
est indispensable qu'il soit balayé avec soin,
cela va sans dire, mais souvent aussi lessivé
scrupuleusement.

Le balayage ne doit pas être fait à sec, car la
poussière est très daugereuse à respirer, contenant presque toujours des crachats desséchés.

Les balayures ne devraient pas être laissées
à la porte de la maison, mais plutôt amenées
dans le feu. Le feu qui existe en permanence
dans la maison est le grand purificateur; il dé-

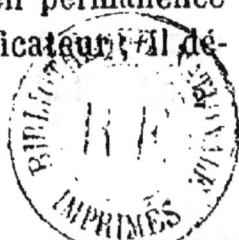

truit, avec certitude, crachats, poussières suspectes, linges trop contaminés, objets de pansement ayant servi.

On n'est pas quitte avec l'hygiène en jetant
dehors, sur un fumier, les crachats et le reste.
Souvenez vous que vos chaussures, que les
pattes des poules, que les mouches elles-mêmes,
en été, rapporteront les germes contagieux
dans la maison, et ces dernières sur votre table
même.

La place me manquerait pour tout dire et
expliquer. Je me contenterai de toucher à deux
points importants.

On aime les enfants et il est bien naturel de
les embrasser. Il est presque impossible d'interdire cette caresse à des malades. Là, encore, il
serait bien d'établir une règle générale et de ne
pas permettre à tout le monde d'embrasser les
enfants, surtout sur la bouche.

C'est encore à propos des enfants, surtout,
qu'il faut demander que chacun ait son verre à
part et son couvert. C'est envers eux qu'on manque, le plus habituellement à cette règle essentielle de propreté et d'hygiène.

Ne voit on pas tous les jours la personne qui
préside à l'alimentation d'un bébé goûter d'abord
à la cuiller qu'elle lui présente ensuite ?

Enfin, qu'on me permette d'attirer l'attention
sur une habitude très répandue à la campagne

et que je signale à la Ligue contre la tuberculose, ainsi qu'aux instituteurs si dévoués à la cause de l'hygiène.

C'est l'habitude de cracher dans ses mains avant toute besogne..... de là, d'innombrables contaminations, car le même outil sert à bien des mains.

Je frémis en pensant que là où la traite des vaches est faite par des mains masculines, ces mains pourraient ne pas être lavées préalablement, et même, peut être par habitude invétérée, mouillées à nouveau du même liquide dangereux pour le pis de la vache et dangereux pour les consommateurs du lait.

Heureusement que les femmes n'ont pas cette fâcheuse coutume et qu'elles président avec tout le soin voulu, je n'en doute pas, et la plus parfaite propreté à cette si importante opération.

V

La destruction des germes ou antisepsie, la propreté ou asepsie.

———

On a remarqué, avec raison, que l'ouvrier agricole a des connaissances plus variées, un champ d'idées plus étendu, des notions plus exactes et plus intéressantes que la plupart des ouvriers de la ville.

Ceux-ci limitent souvent leur activité à faire un seul travail, toujours le même. Quand ils savent faire cet unique ouvrage avec adresse et promptitude, ils en savent assez et ils n'ont aucun intérêt à pousser plus loin leur activité.

Qu'elle n'est pas, au contraire, la diversité des connaissances pratiques que doit posséder et utiliser un bon agriculteur? A propos de l'hygiène, on peut s'en rendre compte.

Les agriculteurs ont déjà de précieuses données générales. Ils connaissent les maladies des plantes, ils n'ont que trop appris à reconnaître les maladies du bétail.

Tout ce qui végète, tout ce qui se nourrit, tout ce qui respire a des fonctions semblables et des besoins communs. La plante a la chlorose comme l'homme, elle étouffe, elle meurt de soif ou de faim comme l'homme ; comme lui, elle a besoin de propreté et, comme lui encore, elle a des parasites dangereux et parfois invisibles.

La lutte du cultivateur contre les mauvais germes qui menacent ses champs ou son étable est incessante. Ils viennent de partout, ces mauvais germes. Le vent les apporte, l'eau les charrie, les oiseaux les sèment et le champ le mieux tenu serait bientôt envahi sans des soins assidus.

Le végétal et l'animal vigoureux, bien nourris, entretenus en propreté, se défendent contre les mauvais germes, mais le sol maigre, le pré trop mouillé, la bête étique ou mal tenue, l'arbre couvert de mousse, chargé de bois mort, balafré de plaies mal cicatrisées sont la proie des maladies.

Tout cela, le cultivateur le sait mieux que moi, aussi n'aurons-nous aucune peine à nous entendre sur l'hygiène. Au fond, il n'y a qu'une médecine et qu'une hygiène, et ce serait une excellente préparation à la médecine humaine que de commencer par étudier celle des plantes et celle des bêtes.

Voulant parler d'antiseptiques, je n'ai pas besoin d'entrer dans de grandes explications techniques. Quand j'aurai dit que le soufre est l'antiseptique de l'oïdium, que le sulfate de cuivre est l'antiseptique du mildiou et du black-rot, immédiatement je suis compris.

Le lecteur a déjà complété ma pensée, il a compris que l'homme aussi a son oïdium, son mildiou et son phylloxéra et qu'il doit s'en défendre au moyen de substances destructives des germes, et que nous appelons antiseptiques.

Il a compris encore que le choix de ces substances n'est pas indifférent et qu'il y en a de plus spécialement appropriées à chaque maladie.

Il a saisi sur-le-champ, sans qu'il soit nécessaire d'y insister, que toute maladie contagieuse et parasitaire doit être combattue rapidement, dès son début, et que c'est là le point essentiel.

Ce n'est pas à lui que j'apprendrai qu'il ne faut pas attendre pour soufrer que l'oïdium ait parcouru la treille ou, pour sulfater, que les taches du mildiou aient déshonoré tout le vignoble.

Ce ne sont pas là de vaines comparaisons, la ressemblance est tellement réelle et profonde que les mêmes substances, dont le cultivateur connaît très bien le maniement, lui serviront plus d'une fois à se préserver lui-même.

- Le soufre est utilisé, en médecine, dans les

maladies de la peau et des muqueuses. Une solution contenant 10 0/0 de sulfate de cuivre ver-
sée dans le crachoir ou le vase de nuit rendront
inoffensives les excrétions du malade.

Les murs d'une chambre seront utilement
blanchis au lait de chaux après une maladie in-
fectieuse, tout comme ceux d'une étable après
une épizootie, tout comme la tige d'un arbre en-
vahie par les mousses et les insectes.

Le chlorure de chaux, l'eau de Javelle ou
chlorure de potasse ou hypochlorite de potas-
sium, ne blanchissent pas seulement, mais dé-
sinfectent aussi.

Voilà des remèdes tout trouvés pour la pharmacie de la ferme.

Il en faut d'autres assurément, et le médecin
les indiquera pour chacun des cas qui se pré-
senteront. Il en est un dont l'usage est répandu
partout aujourd'hui et qui est excellent et peu
coûteux, c'est l'acide borique au moyen duquel on
fait l'eau boriquée en faisant bouillir un instant
30 ou 40 grammes de ce sel avec un litre d'eau.

L'eau boriquée est un antiseptique faible, sur
lequel il ne faut pas trop compter, mais, par
contre, elle est inoffensive. Elle sert sur la peau,
sur les yeux, en gargarisme. Les plus petits enfants n'en sont pas incommodés. Il n'en est pas
ainsi pour les autres antiseptiques. Il faut en
réserver la prescription au médecin.

Il est une chose qu'il importe de ne pas oublier : c'est que tout ustensile ou linge qui n'est qu'essuyé, passé à l'eau froide, n'est pas désinfecté, ni même réellement propre, tandis que tout ce qui a trempé un moment dans l'eau en ébullition est réellement purifié, surtout si cette eau contient des sels de soude et de potasse.

Et ceci nous amène à constater que l'antisepsie ne date pas d'hier et que nos ancêtres, sans le savoir, peut-être, en ont fait d'excellente.

Est-il, à ce point de vue, une institution traditionnelle plus perfectionnée, plus digne d'admiration que celle de la lessive où excellait, où excelle encore la bonne, la vraie ménagère ?

Faire bouillir longuement le linge sale dans une eau additionnée de cendres ou de sels alcalins (c'est tout un, puisque les cendres en contiennent), battre ce linge et le savonner dans l'eau courante, le sécher au clair soleil, le repasser au fer chaud, le plier soigneusement et l'empiler avec ordre à l'abri des poussières, en l'embaumant de lavande ou d'iris, peut-on imaginer rien de plus complet, de mieux entendu ?

Comme elle a raison d'être fière, la maîtresse de maison, en contemplant les rayons surchargés de son armoire à linge !

Pourtant, il y a une observation à risquer à

propos de lessive : on ne la faisait, on ne la fait peut-être pas encore assez souvent. On aurait tort de laisser entasser pendant des semaines des linges contaminés dans le cours d'une maladie contagieuse. C'est tout de suite qu'il faut les faire bouillir, avant de les mettre au tas.

VI

L'air et la Respiration

Parmi les biens gratuits dont on jouit à la campagne, il faut compter, en premier lieu, la pureté de l'air et celle de l'eau.

Peut-être, est-ce en raison de cette gratuité même qu'on ne les apprécie pas suffisamment. Ce qui s'achète paraît d'un plus grand prix, et c'est bien à tort, car le luxe le plus raffiné ne créera jamais rien qui soit supérieur à une eau de bonne qualité et vierge de souillure, ou à l'air vivifiant des champs, pas plus qu'il ne remplacera la pure lumière du soleil.

Il convient de reconnaître la valeur de ces biens dont tous ont leur part, à condition, toutefois, de ne pas s'en laisser enlever le profit par ignorance ou préjugé.

Parlons de l'air, d'abord. C'est le premier des aliments. Chacun sait qu'il est indispensable à la vie et qu'elle se supprime dès que nous ne respirons plus. Ce qu'on ignore, généralement, c'est la part considérable qui revient à l'air dans notre nutrition. C'est par lui, ou plutôt par l'oxygène qu'il contient que notre nourriture est consumée, brûlée, transformée en chaleur et en travail.

Il ne faut pas croire que lorsque nous respirons, l'air ne fasse qu'entrer dans nos poumons et en ressortir. Une part de l'oxygène passe dans notre sang à chaque inspiration, et à la fin de la journée, un homme actif a absorbé environ *un kilogramme* d'oxygène, quelque chose comme 6 à 700 litres.

Ce kilogramme d'oxygène est allé, à travers nos bronches, retrouver la nourriture que notre estomac a absorbée et qui, sans lui, ne serait d'aucune utilité.

L'air nous fournit donc un aliment incomparable, non seulement par la qualité, mais aussi par la quantité et le poids. Et qu'il soit bien entendu que ce kilogramme représente seulement la partie de l'air qui passe dans notre sang, car l'air qui ne fait que pénétrer dans nos voies respiratoires pour en ressortir immédiatement, se compte, en vingt-quatre heures, par mètres cubes et non par litres.

L'air qui a passé dans nos poumons est donc privé d'une partie de son oxygène absorbée par notre sang. Cet oxygène est remplacé dans l'air que nous rejetons par un gaz impropre à la respiration et qui nous est nuisible.

On l'appelle *acide carbonique*. C'est le gaz qui se dégage des cuvées de raisins en fermentation et que produit aussi la combustion du charbon, gaz mortel quand il est en grande proportion, et malfaisant même à la proportion d'un millième.

On nous pardonnera de donner ces explications, parce que leurs conséquences pratiques seront mieux comprises et mieux retenues.

Puisque notre haleine même corrompt l'air, il est utile qu'il puisse se renouveler constamment autour de nous. Pendant le jour et dans le va-et-vient de la vie des champs, on respire admirablement. Mais la respiration étant une fonction qui ne chôme jamais, il est nécessaire également de nous assurer une bonne aération pendant la nuit, quand les portes et les fenêtres sont closes.

Il faut, avant tout, que la grandeur des chambres à coucher soit proportionnelle au nombre des personnes qui les habitent. *De plus c'est une mauvaise pratique de placer les lits au fond des alcôves, de les entourer complètement de rideaux, d'abaisser les trappes des cheminées ou de les boucher.*

Il est nuisible aux bébés de les faire coucher avec les grandes personnes et aussi de les faire dormir dans des berceaux ayant la forme de paniers profonds et garnis circulairement d'étoffes, de sorte que l'air s'y renouvelle trop lentement.

Chaque chambre devrait avoir sa cheminée, ne serait-ce que pour la ventilation et l'hygiène des malades qu'on y soignera. Une chambre où l'on fait du feu dans la cheminée est toujours bien aérée, *et même, quand on n'y fait pas de feu, une cheminée sert à renouveler l'air sans qu'il y ait pour cela de courant d'air.*

Trop souvent, les fenêtres restent closes pendant le jour, et l'on peut voir, à la campagne, des chambres n'ayant qu'une toute petite fenêtre et cette fenêtre garnie de toiles d'araignées ! Chambre de domestique ou d'enfant, dira-t-on. Ce n'est pas une raison d'interdire à cette chambre l'entrée de l'air et du soleil, au contraire.

Il ne faut laisser devant une habitation ni fumier, ni mare d'eau croupie. Il s'en exhale des gaz impropres à la respiration.

Les chaufferettes où l'on brûle de la braise dégagent de l'acide carbonique et sont malsaines. Il en est de même des fourneaux de cuisine, quand ils n'ont pas de cheminée et déversent leur gaz de combustion dans la pièce. Quand celle-ci est grande et largement ventilée, le mal est léger, mais dans les cuisines étroites et fermées, il y a vraiment péril d'asphyxie ou tout au moins d'empoisonnement lent.

Je ne sais quel auteur a dit que le degré de civilisation d'un peuple se peut mesurer à la quantité de savon qu'il consomme ; on pourrait, je pense, prendre comme base d'estimation le nombre et la largeur des fenêtres.

Il n'est que justice de constater que nous sommes dans la bonne voie. Dans les constructions nouvelles qui se font à la campagne, non seulement les fenètrés sont plus larges, mais l'orientation est meilleure, les pièces plus grandes, les plafonds plus hauts.

C'est un grand progrès. Je ne souhaite pas, par exemple, que la menuiserie se perfectionne au point d'enlever tout passage à l'air.

Au risque de scandaliser tant de personnes frileuses pour qui la moindre impression d'air est un épouvantail, j'avoue que je regretterais le copieux courant d'air qui règne généralement sous les portes, ou se faufile autour des fenêtres mal jointes, aussi longtemps du moins que l'on n'aura pas installé un meilleur système de ventilation.

En attendant, ces courants d'air rendent certainement plus de services qu'ils ne causent de rhumes.

VII

L'Eau

———

L'eau est aussi nécessaire à notre vie que l'air respirable. Elle est le grand dissolvant des aliments que nous absorbons. Toutes les humeurs qui baignent nos tissus en sont en grande partie formées, ainsi que nos tissus eux-mêmes.

Sans cesse nous excrétons de l'eau, par notre respiration, sous forme de vapeur d'eau ou par la fonction urinaire. Notre corps est en cela comparable à une machine à vapeur.

Donc, pour la santé et le bien-être, il faut avoir en abondance de l'eau de bonne qualité.

Les qualités qui rendent l'eau plus ou moins agréable au goût, lourde ou légère à digérer, propre ou impropre à la cuisson des légumes, dépendent du terrain où se trouve la source.

Nous n'y insisterons pas, mais on ne saurait trop instamment appeler l'attention sur la *nécessité de mettre les réservoirs où nous puisons notre eau à l'abri de toute possibilité de contamination par les germes morbides.*

Que l'eau fût fraîche, limpide, qu'elle ne fut point trop chargée de sels calcaires, qu'elle n'eût aucun mauvais goût et ne contînt, bien entendu, aucun poison, c'est tout ce qu'ou lui demandait autrefois, alors qu'on ignorait quels dangers pouvaient se dissimuler dans l'eau la plus cristalline, la plus transparente et la plus agréable à boire.

Le microscope, avec ses grossissements énormes, nous a appris ce que la faiblesse de notre vue nous cachait jusque-là. Lui seul, en effet, a permis de vérifier que cette eau, si pure en apparence, pouvait contenir des germes dangereux, ou, pour les appeler par leur nom habituel, des microbes.

Ils sont si ténus que chaque goutte d'eau peut en contenir des centaines et des milliers, sans qu'il y paraisse.

Non seulement ils peuvent s'y conserver vivants, mais y pulluler d'une façon prodigieuse, infiniment plus vite que des poissons en rivière ou des moucherons au soleil.

Le germe du choléra et celui de la fièvre typhoïde se conservent et se propagent certainement par l'eau. Il est très probable qu'il en est de même de la dysenterie, mais la chose n'est pas démontrée. Les œufs des vers susceptibles de vivre dans le corps humain et d'occasionner tant de malaises, tels que lombrics, oxyures, tœnias, etc., se rencontrent dans l'eau des réservoirs mal protégés.

Les nappes souterraines où descendent les puits sont ordinairement exemptes de microbes. Une couche de terre ayant plusieurs mètres d'épaisseur suffit à filtrer parfaitement l'eau la plus sale, à moins qu'il ne s'y rencontre une *faille*.

Mais si le puits n'est pas entouré d'une excellente maçonnerie et si, par-dessus le marché, comme il arrive si souvent. il se trouve à proximité des fosses à fumier, de bourbier, de rues pleines de flaques de purin, il pourra être contaminé par des infiltrations se produisant à sa partie supérieure.

Parfois, ce sera un mur auquel le puits est adossé et dont les fondations serviront de drain pour lui amener le purin d'une grande distance.

Souvent c'est le mur extérieur du puits, sous la margelle, qui est décrépi et dégradé et, dans les grandes pluies, laisse refluer l'eau au dedans.

Enfin, un puits dont l'ouverture est à ciel ouvert, où chacun puise et enfonce des seaux venant de cuisines ou d'écuries où ils ont reçu plus d'une éclaboussure. dans lequel tant de choses peuvent tomber ou être jetées, ne peut guère être propre.

Un puits doit donc être fermé par le haut, sauf le passage d'une pompe, bien maçonné en dedans, isolé des fumiers et surtout des fosses d'aisances.

L'eau des fontaines est également pure au sortir du sol qui la filtre, mais elle est bien vite contaminée (à moins d'un écoulement très rapide), si elle n'est protégée de tous côtés.

Qui n'a vu une fontaine, au bord d'un chemin creux, dans le talus d'un champ que, naturellement, on laboure et on fume, et n'a constaté maintes fois qu'elle n'était protégée, ni en haut contre l'égouttement des terres, ni en bas contre l'invasion de l'eau, quand une forte pluie change le chemin en ruisseau?

Dans les pays privés de sources, on creuse des citernes où l'on amène l'eau de pluie. La première eau tombée du ciel lave les toitures et entraîne toutes sortes d'impuretés, en particulier la fiente des oiseaux; il faut la laisser perdre. Après la première averse, l'eau récoltée sera passable.

Du reste, l'eau des citernes n'est jamais potable. Il est nécessaire qu'elle soit bouillie ou rigoureusement filtrée, ce qui exige une pression dont on ne dispose guère à la campagne.

Boire au ruisseau est toujours imprudent. Savez-vous d'où vient cette eau d'apparence limpide, et, parmi les nombreuses rigoles qui ont formé ce ruisseau, combien sont contaminées, ayant traversé des lavoirs, cotoyé des fumiers, roulé des cadavres d'animanx, drainé des prairies récemment fumées?

Autrefois on accusait la fraîcheur de l'eau de causer des maladies au travailleur imprudent ; aujourd'hui nous savons que c'est plutôt l'impureté de l'eau dont il faut se défier. De toutes façons, il est sage de résister à la soif plutôt que d'absorber une eau suspecte en dehors des repas.

VIII

Une maladie qu'on peut toujours éviter

Cette maladie, c'est la petite vérole ou variole. L'histoire en est singulière et instructive.

Elle occasionnait autrefois une mortalité considérable, surtout parmi les enfants du premier âge. Presque personne n'échappait à ses atteintes. Ceux qu'elle ne faisait pas périr restaient souvent défigurés et parfois aveugles.

Aujourd'hui, on voit moins de ces visages *grêlés* et l'on entend bien rarement parler de décès occasionné par cette maladie particulièrement douloureuse et repoussante.

C'est que tous les enfants sont vaccinés et qu'une bonne vaccination est un préservatif sûr au moins pour de longues années.

On serait tenté de croire que le fléau a disparu, mais ce serait une grosse erreur. Il est toujours là, prêt à fondre sur les imprudents, il n'est pas anéanti, il est simplement réduit à l'impuissance par la pratique de la vaccination.

Quand un peuple s'impose la vaccination obligatoire et surtout que l'opération est renouvelée au cours de la seconde jeunesse, la mortalité par la petite vérole devient nulle ou à peu près nulle.

Mais si le peuple se fatigue de l'obligation, si la crainte du danger s'éloigne, si la législation change et si la vaccination redevient facultative, aussitôt on voit monter le taux de la mortalité.

C'est ce qui s'est passé en Angleterre et en Suisse, et nulle démonstration ne pouvait être plus probante.

En France, nous avons reçu à ce propos une leçon inoubliable. Pendant la guerre de 1870, nos soldats, n'étant pas revaccinés, moururent en très grand nombre de la petite vérole et la propagèrent sur tout le territoire.

L'armée allemande, au contraire, ne fit aucune perte de ce chef, parce que tout soldat allemand avait été vacciné au moment de son incorporation.

Ce ne fut pas le moindre de nos désastres, Il nous servit de leçon, et maintenant notre armée ne connaît plus la petite vérole.

La France, cependant, paye encore un tribut beaucoup trop lourd à cette maladie si parfaitement évitable. Une loi vient d'être votée organisant un peu mieux que par le passé la défense de la santé publique, et, fort heureusement, elle imposera les mesures nécessaires.

Il faut s'en réjouir, car si, en général, toute liberté est précieuse, il en est au moins une dont il faut faire bon marché, c'est la liberté de la maladie, surtout de la maladie contagieuse.

Il faut vacciner les enfants de très bonne heure, quelques jours, quelques semaines au plus après leur naissance. Tant qu'ils ne le sont pas, ils courent un risque minime, je le reconnais, mais réel pourtant.

Autrefois, on prenait le vaccin au bras d'un enfant, mais on a renoncé à cette façon de procéder. On se sert du vaccin de génisse conservé dans des tubes de verre. Il est des établissements spéciaux pour cette récolte et l'on a du bon vaccin en toute saison.

Les meilleures choses ont des détracteurs, le vaccin n'échappe pas à cette loi commune. Il est l'objet de certains préjugés, de défiances injustifiées. On voit des mamans lui attribuer volontiers les bobos qni viennent à la peau des enfants au moment de la dentition.

« *Cela est venu après son vaccin* », disent-elles, et leur vanité maternelle se satisfait ainsi. Laissons-leur cette innocente consolation, mais n'en croyons pas un mot.

Un préjugé plus grave, parce qu'il est meurtrier, c'est que la vaccination est inutile aux personnes âgées.

« Je suis trop vieux ou trop vieille pour être

vacciné ; je suis trop vieux ou trop vieille pour avoir la petite vérole », est une réponse qu'entend souvent le médecin préoccupé de préserver son client. Double erreur.

La petite vérole s'attaque à tous les âges, et le vaccin seul préserve à tout âge.

On dit aussi quelquefois au médecin : le vaccin ne prend pas sur moi, j'ai été vacciné inutilement, il y a dix ans, il est superflu de recommencer. Qu'en sait-on ? Il arrive fréquemment qu'on est redevenu, en quelques années, susceptible de contracter la maladie et d'être vacciné avec succès.

Nous avons vu mourir une femme de soixante et quelques années qui avait refusé obstinément de se faire vacciner au moment où la petite vérole se déclarait chez une personne de sa famille. Quelques jours après, elle était prise à son tour et rien ne put la sauver. Elle eût été infailliblement préservée par le vaccin.

Il est une forme atténuée de la maladie que l'on appelle petite vérole volante. Elle n'est pas dangereuse pour le malade qui en est atteint, mais, comme elle est de même nature que la variole, elle peut la donner par contagion sous sa forme la plus grave et engendrer de redoutables épidémies.

On la confond souvent avec *la varicelle*, mais celle-ci est différente de nature et l'enfant qui en est atteint ne peut donner autour de lui que cette maladie qui est, du reste, d'une grande bénignité. Le médecin seul pourra faire avec sûreté cette distinction importante.

Résumons-nous. *C'est une grave imprudence et une omission coupable de ne pas vacciner un enfant dès que la chose est possible.*

La revaccination est utile surtout en temps d'épidémie. Alors, toute personne qui n'a pas été vaccinée depuis huit ou dix ans doit, *quel que soit son âge*, recourir à cette mesure de précaution.

Le lecteur n'ignore pas qu'une attaque de petite vérole, même bénigne, exerce la même action préservatrice que le vaccin. Elle met pour longtemps à l'abri d'une récidive et, si cette récidive se produit, elle est moins grave.

IX

L'alcool et le vin

Grosse question, et délicate à traiter dans un journal où la viticulture tient justement une place importante, mais qu'un médecin doit aborder franchement partout où on lui accorde la parole et où on lui fait l'honneur de l'écouter ou de le dire.

Question épineuse, car elle est l'objet de vives contestations et que, de part et d'autre, on commet des exagérations parmi lesquelles il est difficile de trouver la juste mesure.

Comme en toute discussion, on voit les esprits se diviser à ce propos en trois partis : les traditionnels, qui ne veulent pas entendre parler des réformes ; les violents, qui veulent la suppression absolue, radicale ; et, enfin, les modérés, qui veulent réformer les abus en maintenant l'usage.

Ces derniers nous semblent avoir raison.

De tout temps les hommes ont bu des boissons fermentées. Les sauvages contemporains sont passionnés pour elles, comme le furent les sauvages, nos premiers ancêtres. Il existe donc dans notre race une accoutumance consacrée par de nombreux milliers d'années, dont il serait peu raisonnable de ne pas tenir compte.

Cela est à l'avantage du vin et non pas de l'alcool qui est d'une invention beaucoup plus récente.

C'est à partir du moment où les procédés de distillation ont été connus du public et où la consommation de l'alcool est devenue importante, que les nombreuses maladies résultant de l'empoisonnement par l'alcool, ou *alcoolisme*, sont devenues plus fréquentes.

Encore, tant qu'on buvait uniquement de l'alcool de vin, le mal fut moindre, quoique réel, mais, plus tard, l'industrie des distillations inonda le marché d'alcools de provenances diverses et d'une qualité moindre.

Plus tard, le vin fut adultéré à son tour, par la suralcoolisation au moyen de ces alcools impurs, et l'alcool lui-même fut rendu plus dangereux par l'addition de diverses essences : absinthe, fenouil, anis, etc.

Qu'est-ce que le vin ? Une dilution d'alcool à 10 0/0 en moyenne, dans l'eau, avec du tannin qui en retarde la digestion, et diverses autres substances ; le tout provenant du raisin.

Quant on absorbe un litre de vin, on absorbe donc dix centilitres d'alcool pur, ou, si l'on veut, l'équivalent de vingt centilitres de cognac, ou rhum à 50°.

Cela doit rendre prudent les gens qui considèrent un litre de vin comme une bagatelles Mais, cependant, nous ne faisons aucune assimilation de l'alcool dilué dans le vin et de la même quantité sous forme de liqueur concentrée.

Sans entrer dans des considérations médicales, on peut facilement juger de la différence. Jetez sur le feu un grand verre de cognac et la flamme s'élancera ; jetez-y un litre de vin et vous l'éteindrez.

C'est ainsi que l'alcool concentré brûle nos tissus, s'il est en quantité notable, s'il tombe dans un estomac à jeun où rien ne le diluera.

Il ne peut être inoffensif qu'étendu, pris en petite quantité et de bonne qualité, et on ne voit pas trop comment son usage peut être légitime dans un pays qui a l'avantage, comme le nôtre, de produire du vin et du bon vin.

X

De l'abus du vin

Mais le vin, à son tour, peut-il être absorbé sans règle ni mesure? Non, assurément, ou il serait la seule chose au monde dont l'excès ne serait pas nuisible.

A force d'entendre dire que le vin naturel vaut mieux qu'un tas de choses frelatées, on en vient à croire qu'il ne peut jamais faire de mal. Grave erreur !

Un gros excès de vin engendre l'ivresse qui est une courte et violente indisposition, et l'ivresse répétée nuit à la santé autant qu'elle dégrade moralemont.

Or, un petit excès quotidien produit à la longue les mêmes mauvais effets, sans qu'il soit besoiu, pour cela, d'aller jusqu'à l'ivresse.

On accuse les médecins d'interdire, de parti pris, le vin à leurs clients ; or, ce n'est pas le médecin, mais la santé même du client qui lui fait cette interdiction, à l'un son estomac, à l'autre son foie, à ce troisième son albumine, à ce quatrième sa gravelle, sa goutte ou son rhumatisme, enfin, à beaucoup, la faiblesse d'un système nerveux devenu irritable.

Les médecins ne sont pas ennemis des produits agricoles.

Ils se hâtent, dans ces cas, de remplacer le vin par le lait dont la consommation a singulièrement augmenté.

Si intéressant pourtant que soit le lait, j'avoue que je plains ceux auxquels leur santé interdit le vin, et je veux indiquer le meilleur moyen d'être à peu près sûrement à l'abri de pareille mésaventure : *usez mais n'abusez jamais de cette excellente boisson.*

Il est difficile de préciser où commence l'abus, cela varie suivant le sexe, l'âge, le tempérament, la nature du travail, la vie au grand air ou confinée dans un atelier.

Règle générale, quand ondevient habituellement altéré, que le sommeil est agité, que le réveil est lourd et suivi de toux et de pituite, qu'on a des brûlures à l'estomac, des crampes aux jambes, que la mémoire se perd et que le caractère devient irascible, qu'on s'interroge et qu'on se défie.

Malheureusement, lorsque les altérations de la santé se produisent, il est bien rare qu'on ait la clairvoyance de remonter à la véritable cause et de s'accuser soi-même. Le sujet est trop important pour ne pas y insister.

Voici comment bien souvent les choses se passent. L'histoire n'est pas exceptionnelle et rare, c'est au contraire une observation que le médecin peut faire et fait journellement.

Un jeune homme se marie et fonde un ménage. Il a le grand désir bien naturel de réussir dans le petit commerce qu'il entreprend. Pour cela il a besoin de se créér des relations, et c'est en acceptant de trinquer ou en offrant lui-même à boire, que les affaires se font le plus facilement pour lui. Il est de caractère sociable et d'humeur agréable et le moyen lui réussit.

Comme il ne va jamais, ou presque jamais, jusqu'à s'enivrer et qu'il se contente de consommer chaque jour quelques verres de trop, les conséquences de cette intempérance habituelle sont plus lentes à se produire et, parfois, il se flatte d'être invulnérable aux mauvais effets de la boisson.

Effectivement il se passe souvent plusieurs années sans accident fâcheux et tout semble marcher à souhait. Notre homme est plein d'entrain et sa figure animée respire plutôt la santé.

Peu à peu les choses se gâtent et, suivant les prédispositions de sa santé, les symptômes de l'inévitable intoxication se montrent tantôt sur un organe, tantôt sur un autre. Ils varient suivant la nature des boissons et des occupations.

Non seulement il souffre des malaises propres aux buveurs, mais toutes les maladies dont il sera atteint seront aggravées dans leur pronostic. L'appétit diminuera, les digestions seront pénibles par la sensation de brûlure à l'estomac, le sommeil plein de rêves effrayants ne lui fournira plus le repos nécessaire.

Il s'éveillera fatigué, altéré, avec le besoin de boire encore pour se désaltérer et se remonter. Les petits excès qu'il faisait par calcul et souci de ses affaires s'augmenteront en vertu d'une habitude devenue impérieuse et obsédante.

Peu à peu la mémoire deviendra incertaine, l'intelligence moins prompte et moins sûre, le caractère irritable et violent. A moins que sa vie ne soit abrégée, ou qu'un effort de volonté, bien rarement observé, ne l'arrache à son vice, il marchera à l'abrutissement ou à la folie.

A ce sombre tableau il faut ajouter le bonheur intime du ménage perdu et ses espérances de prospérité anéanties.

Qui n'a entendu parler de la terrible complication connue sous le nom de *delirium tremens?* On ne saurait oublier, quand on l'a vu une fois, le spectacle dramatique présenté par le malade, son agitation continue, les visions qui le tourmentent, les impulsions qui le rendent si dangereux pour lui-même et pour son entourage. On est contraint, bien souvent, par

mesure de police et au nom de la sécurité publique, de l'enfermer, de gré ou de force, dans
un asile d'aliénés.

Il arrive alors, qu'après quelque temps d'abs-
tinence forcée, il recouvre la raison et qu'on le
rend à la liberté. De retour dans sa famille, il
est bien rare qu'il ne retombe pas sous le joug
de sa funeste habitude et, la crise, un moment
conjurée, ne tarde pas à se renouveler.

On devine les inquiétudes qui tourmentent la
malheureuse femme obligée de vivre en tête-à-
tête avec cet homme à la raison chancelante,
toujours menacé de retomber dans son délire.
Quand le médecin prévoyant s'efforçait de prévenir tous ces malheurs en avertissant son
mari, en le rappelant avec insistance à la so-
briété, elle n'a pas toujours secondé ses efforts
et s'en est plutôt offensée. Aujourd'hui elle
regrette, mais bien tardivement, son manque de
clairvoyance.

De tels malheurs arrivent plus facilement par
l'abus de l'alcool et de l'absinthe que par l'abus
du vin, et dans les métiers sédentaires de la
ville que dans les travaux au grand air des
campagnes, mais il est important qu'on le sache,
ils ne sont pas complètement inconnus au village chez ceux qui se laissent aller à la passion
du vin.

XI

L'Enfant et les Boissons spiri-
tueuses

Nous n'avons fait qu'effleurer la question de l'alcool et du vin, et nous avons laissé de côté une foule de points de vue très intéressants, nous le savons, mais nous ne pouvons tout dire, car l'espace nous est forcément mesuré.

Il est un point, cependant, sur lequel il convient d'appeler spécialement l'attention. Un honorable correspondant, particulièrement placé dans le poste qu'il occupe pour en bien juger, nous le signale avec autant d'autorité que de raison.

« Et les enfants, nous écrit-il, allez-vous les
« oublier? C'est parmi eux, parmi les plus pe-
« tits et les plus jeunes que l'alcoolisme fait
« peut être ses plus dangereux ravages. Vous le
« savez; il faut le dire; ce sera faire œuvre
« utile, car les parents ne pêchent en cela que
« par ignorance. Il suffit de les éclairer; vous
« ne ferez pas en vain appel à l'amour mater-
« nel. »

J'en suis persuadé, et je crois aussi qu'il est bien peu de lecteurs pour lesquels il soit utile de rappeler ce triste chapitre de l'histoire de l'alcoolisme qui s'intitule : *L'intoxication de l'en-fant*. Mais ce sont d'utiles vérités, qu'il faut répéter, et que nos lecteurs et lectrices auront, plus d'une fois peut-être, l'occasion de propager autour d'eux.

Cette intoxication commence souvent bien plus tôt qu'on ne le croit. Les parents qui ont fait des excès n'ont pas nui qu'à eux-mêmes. Ils lèguent à tous leurs enfants leur tempérament et leurs maladies bien plus sûrement que leurs biens.

Mais, passons, et ne remontons pas au-delà de l'allaitement. Assez fréquemment, sous pré-texte de se donner du lait, la nourrice, altérée par état, dépasse la mesure et ne soupçonne pas que son lait puisse être modifié.

Or, l'intempérance de la nourrice ne tarde pas à nuire au nourrisson. Il devient agité, ner-veux, *sujet aux convulsions*. Il perd le sommeil et maigrit.

Il peut être plus directement atteint dans sa santé si l'on s'avise, comme en certains pays, de lui donner, même avant le sevrage, sa part du vin sucré et du café arrosé d'eau-de-vie, qui se consomment dans la maison.

Ce sont là des habitudes meurtrières pour les enfants, objets, cependant, de tant d'affection. La nature leur a fourni un aliment incompara-ble, le seul qui leur convienne, le lait. Une telle substitution, ou bien abrège leur vie, ou bien leur prépare un triste avenir.

Car, on ne le sait pas assez, la santé s'affirme ou se perd de très bonne heure. C'est au berceau que débutent insidieusement une foule de maladies qui empoisonneront l'existence entière.

L'enfant est fragile, exposé à mille accidents comme le jeune plant, avant qu'il ait étendu ses racines dans le sol et ses branches dans l'air.

Il ne faut pas le traiter comme si son système nerveux était consolidé, et ne pas oublier qu'il est d'autant plus susceptible aux intoxications que sa circulation est extrêmement rapide. On croit le fortifier, et, en réalité, on l'épuise.

L'enfant qui a l'habitude des boissons fortes prend toutes les autres en dégoût. En grandissant, il se fortifie dans sa passion et trouve facilement à la satisfaire, si l'on n'y veille, dans les ménages où le vin est abondant et dans ceux où l'alcool, distillé sur place, ne coûte guère.

Ecolier, il arrive à l'école, hébété, somnolent, paresseux d'esprit, s'il a bu de l'alcool ; inattentif, excité, nerveux, s'il a bu plus de vin que son âge ne le permet.

Et cette habitude le suivra dans la vie, à l'atelier, à la caserne et, plus tard, en ménage, pour le malheur des siens.

Nous écrivons heureusement pour un public qui a conservé les sages habitudes de la vie rurale, sobre, économe et laborieuse. Il en va autrement dans nos grands centres industriels où l'enfant a, tous les jours sous les yeux, des exemples d'alcoolisme, où l'on prend l'absinthe en famille : père, mère et enfants.

Il est un rapprochement qui s'impose. On sait que le nombre des crimes s'accroît avec les progrès de l'alcoolisme. Or, c'est la criminalité des jeunes gens qui augmente d'une façon particulièrement effrayante. Inutile d'en chercher la cause ailleurs que dans la précocité des mauvaises habitudes.

On cite comme un exemple abominable de méchanceté le fait de je ne sais plus quel tyran d'avoir perverti l'enfant de son ennemi, en lui inculquant de bonne heure l'habitude de l'ivrognerie et tous les vices qui en découlent. N'est-il pas lamentable que la faiblesse et l'inconscience de certains parents, qui pourtant adorent leurs petits, aboutissent à ce résultat ?

Pour conclure, enfin, je dirai aux parents : vous avez plaisir, au milieu de votre travail, à boire un bon verre de vin, et cela est bien naturel et personne n'a le droit de vous en blâmer. Mais gardez-vous de croire qu'il est sain pour votre enfant de partager ce plaisir.

Jusqu'à quatre ou cinq ans, l'enfant ne doit

pas boire de vin et à plus forte raison d'alcool, et, plus tard, jusqu'à l'âge des travaux manuels, son vin doit être coupé des deux tiers d'eau.

Nous assistons en ce moment à une grande campagne en faveur de la tempérance, campagne où certains apportent quelque exagération. Nous pensons qu'il est de l'intérêt, bien entendu des producteurs qu'il n'y ait pas d'excès commis, surtout dans l'hygiène de l'enfance, parce qu'il n'est pas de question plus propre à alarmer l'opinion. Nous avons parlé en ami prévoyant des viticulteurs.

XII

Les causes de l'excessive mortalité : Insouciance, résignation, donneurs de conseils.

On meurt beaucoup trop tôt en France. La vie humaine, si l'on prend la moyenne, est plus longue qu'autrefois, mais elle est encore beaucoup plus courte qu'elle ne devrait.

Nous passons et surtout nous nous prenons volontiers pour un peuple très intelligent, et nous ne savons pas défendre notre vie et notre santé ! Du moins, est-il certain que d'autres peuples le savent mieux que nous.

Et comme les familles françaises ont, en général, très peu d'enfants, il en résulte que notre population reste stationnaire, tandis que les peuples nos rivaux s'accroissent en nombre et en puissance.

Les pouvoirs publics se sont émus d'une situation qui devient de plus en plus alarmante. Une loi a été votée sur laquelle nous reviendrons, car il est bon que l'opinion publique soit préparée à l'accepter de bonne grâce même dans ses prescriptions gênantes ou coûteuses.

Mais à côté des causes de mortalité que le législateur peut atteindre, que les préfets, les maires et les divers conseils électifs peuvent faire disporaître où tout au moins atténuer par des règlements de police sanitaire, il en est de plus profondes et de plus subtiles qui échappent à leur action.

Elles tiennent à des causes morales, aux défauts du caractère et du tempérament national, aux lacunes de l'éducation, aux superstitions, aux préjugés. Ces ignorances, ces erreurs, n'existent pas moins à la ville qu'à la campagne, en haut autant qu'en bas de l'échelle sociale.

Si nous en parlons ici ce n'est pas que la campagne soit plus mal partagée à ce point de vue. Si le médecin rencontre à la campagne un peu plus d'ignorance ; en revanche, il trouve chez le cultivateur plus de bon sens ; dès qu'on s'est décidé enfin à l'appeler, plus de docilité, et moins de prétention à savoir ce qu'on a pas étudié.

Passons donc une revue rapide des obstacles d'ordre moral et intellectuel qui arrêtent les progrès de l'hygiène et auxquels se heurte la bonne volonté du médecin.

L'*insouciance* d'abord. On ne connaît la valeur du puits que lorsqu'il est à sec ; on ne sait la valeur de la santé que lorsqu'on l'a perdue. On ne sait pas économiser le plus précieux des biens. On est pourtant volontiers fanfaron de sa santé pendant qu'on se porte bien, mais on ne recule devant aucune imprudence pour la compromettre. C'est pour quelques-uns un point d'honneur, et beaucoup sont victimes de *la peur de paraître avoir peur*.

La *résignation* ensuite. On parle beaucoup des maladies imaginaires et, en réalité, il en est très peu qui méritent cette désignation. Au contraire, on ne parle jamais des personnes qui sont malades sans le savoir ou sans se l'avouer.

Les femmes surtout sont étonnantes à ce point de vue. Elles sont, disent-elles souvent, habituées à souffrir et ne cherchent pas à se défendre contre la douleur, tant qu'elle est tolérable. Il faut qu'elles soient à bout de forces et de patience pour se résigner à consulter, et alors elles ne vont pas tout droit chez le médecin. Elles s'adressent d'abord à tout autre qu'à lui. Aussi, quand elles se résolvent enfin à prendre une véritable consultation, le mal est-il depuis longtemps invétéré.

La résignation à ce qu'on ne peut pas empêcher est sagesse, mais la résignation aux maux guérissables est une inertie coupable et absurde.

Les sottes explications sont celles par lesquelles on cherche à justifier cette inertie. Quand on a dit d'un enfant : Il a les vers, ou : Il fait des dents ; quand on a dit d'une fillette : Elle guérira à la formation ; quand on dit (et cela dure au moins dix ans), d'une femme âgée : C'est le changement d'âge ; quand on a ajouté : C'est la faiblesse, ou : C'est les nerfs, ou : C'est le sang, on croit avoir dit quelque chose de suffisant, et, en tout cas, la curiosité est satisfaite et les inquiétudes sont calmées. Et, en attendant, le mal fait son chemin.

Les donneurs de conseils. Ils sont souvent bien dangereux, les donneurs de conseils. Ils ne se doutent pas, car leurs intentions sont bonnes, qu'ils ont leur petite part dans l'excessive mortalité. Non pas que les remèdes qu'ils recommandent soient généralement nuisibles, ils sont plutôt insignifiants, mais quand ils ne font pas pis, ils font du moins perdre un temps précieux.

Les donneurs de conseils ont presque tous leur petite spécialité. Ils ne connaissent qu'un remède, mais ils l'appliquent à tout le moude ; c'est un liniment qui doit guérir toutes les douleurs, un collyre qui doit infailliblement soulager les maux d'yeux, un tonique qui ne manque jamais de remédier à la faiblesse.

Hélas ! la médecine est plus compliquée que cela. Elle a des collyres de bien des sortes pour les maux d'yeux et elle sait que les causes de la faiblesse sont très diverses et ce que sont les causes qu'il faut connaître et guérir.

Mais de tous les conseils gratuits qui vous

sont offerts, les plus dangereux pour votre bourse d'abord, pour votre santé ensuite, se trouvent dans les brochures distribuées partout ou sont insérés dans les journaux. Ce sera l'objet d'un prochain chapitre.

XIII

Les Causes de l'excessive mortalité.
— Crédulité aux réclames.

Je lisais dernièrement, en un honnête journal, un article intitulé : *Les mystificateurs d'engrais* ; on y mettait le lecteur en garde contre certains industriels indélicats, vendant à des prix bien supérieurs à leur valeur réelle des matières dont la puissance fertilisante est fortement exagérée dans leurs prospectus et leurs boniments.

On donnait le moyen de prévenir cette fraude en exigeant des factures garantissant le titre de la marchandise en azote ou en phosphore et en recourant aux analyses du Laboratoire pour la vérification.

Il est des fraudes d'une plus grande gravité, des mystificateurs infiniment plus dangereux, et que tout journal qui a vraiment souci de l'intérêt de ses lecteurs devrait leur dénoncer.

Ces mystificateurs exploitent la crédulité des malades et leurs fraudes s'exercent aux dépens de la santé publique.

Par la voix des journaux politiques, ils pénètrent partout et se servent également de brochures distribuées à profusion.

Ces réclames sont, la plupart du temps, absolument mensongères, et celles qui contiennent un peu de vérité sont très exagérées. Elles sont faites très adroitement pour capter notre confiance. Elles nous promettent santé, force et rajeunissement. Leurs auteurs se parent de titres scientifiques qui n'ont aucune réalité.

Ils se disent professeurs, inventeurs, directeurs d'Instituts, médecins illustres et autres titres que le premier venu peut prendre ; ils ont l'audace de se dire philanthropes, ou bien mettent leur remède sous le patronage de quelque saint, ou prétendent n'agir que d'après un vœu.

Ils vous offrent de vous envoyer gratuitement la brochure où vous trouverez le secret de guérir et ce secret consiste à leur acheter très cher un remède inefficace.

Le nombre des dupes est immense, puisque, à ce métier de faiseur de réclame, on gagne d'énormes fortunes ; disons que le plus souvent on les vole, pour nous servir du terme exact.

Les dupes paient non seulement les fortunes scandaleuses gagnées par des médecins et pharmaciens, qui sont la honte de leur profession, mais aussi les sommes considérables versées aux journaux pour prix de l'insertion de ces réclames.

Car lorsque votre journal vous offre à lire un article enthousiaste sur telle méthode nouvelle de guérir tuberculose, cancer, surdité, etc., par les simples, les ceintures, plaques ou piles électriques, etc., et vous annonce la grande découverte d'un !illustre charlatan, défiez-vous et gardez-vous de croire que votre journal parle avec conviction et gratuitement rend hommage à la vérité.

En ce cas, sachez que votre journal partage le bénéfice que rapportera le mensonge imprimé. Plus le journal s'adresse à un public de lecteurs simples, honnêtes, crédules, plus il se fait payer cher le droit de tondre ce public.

Voilà la vérité, et elle n'est pas à l'honneur de la presse politique.

Il est tout naturel qu'un journal consacre sa dernière page à des annonces industrielles. Cela est admis et ne devrait tromper personne. Cette page est semblable à un mur en temps d'élections. Il faut beaucoup rabattre de ce qu'on y lit et faire un choix qui n'est pas facile.

Mais ce qui est immoral, c'est qu'à une autre page de ce journal, où l'on lit d'habitude des articles désintéressés, signés de noms honnêtes, il se glisse, de temps en temps, des réclames payées, des colonnes de mensonges, destinées à vous envoyer à Paris consulter un charlatan et confier votre santé à certains instituts où vous serez volés comme dans un bois.

Sachez que les médecins honnêtes, les professeurs, les vrais savants n'ont jamais mangé de ce pain-là. L'ancien charlatan de foire, avec son casque à panache, sa grosse caisse et ses gasconnades, était cent fois moins dangereux que ces aigrefins.

Ne nous dites pas que si les choses étaient telles que je les expose, la justice aviserait au moyen de punir ces escroqueries. Elle pourchasse les rebouteurs et autres petites gens, mais la médecine illégale qui s'affiche dans les journaux, elle la tolère et fait semblant de l'ignorer.

J'abrège ce chapitre et je conclus que l'homme de bon sens ne tiendra aucun compte de toutes ces réclames et, en général, de tout ce qui a rapport à la médecine dans son journal, car il se reconnait incapable de distinguer le vrai du faux, qui sont habilement mêlés pour mieux l'abuser.

En ces matières si délicates, il s'en rapportera à son médecin, comme il s'en rapporte à son notaire pour faire un acte, et à son maçon pour faire un mur.

Ne croyez pas que c'est par intérêt que les médecins vous mettent en garde. Au fond, ce charlatanisme leur prépare plus de malades qu'il ne leur en enlève.

Mais ils ne sont pas indifférents à l'intérêt

public et, mieux que personne, ils savent que la crédulité aux réclames contribue pour una large part à éloigner les malades de la bonne voie et à remplir, dans chaque mairie, le registre si lourd des décès.

XIV

Les causes de l'excessive mortalité. — L'Ignorance.

L'*ignorance*, voilà, au fond, le mot qui résume tous les obstacles à une meilleure hygiène, à une mortalité amoindrie, à une défense plus efficace de la santé publique et privée.

C'est l'ignorance qui est à la fois la cause et l'excuse de tant d'imprévoyance, d'inertie et de crédulité. Elle est le grand obstacle qu'il faut à tout prix surmonter.

Il en est de l'hygiène comme de l'agriculture. C'est un art très compliqué, il suppose des connaissances très variées et peu de personnes sont capables de le savoir à fond. Mais, heureusement, cela n'est pas nécessaire, et il suffit de connaître les préceptes essentiels et de se conformer aux recommandations des hommes compétents.

L'hygiène, comme l'agriculture, se prête à un enseignement pratique et populaire très efficace.

On l'a bien vu pour l'agriculture. Elle a fait de grands et indéniables progrès. La vieille routine est partout en déroute ; et comment ce résultat a-t-il été obtenu ? *par la création d'un enseignement populaire.*

On a créé des chaires d'agriculture, et des hommes aussi dévoués qu'instruits ont prodigué partout leurs conseils, leurs leçons, leurs conférences.

On a fait, dans les écoles primaires, une place aux notions élémentaires d'agriculture, et les instituteurs se sont mis à l'œuvre et, par leurs explications et leurs leçons de choses, ont préparé le terrain aux réformes nécessaires.

C'est ainsi que l'agriculture française, malgré les fléaux, malgré les concurrences redoutables dont elle est assaillie, se maintient et se défend.

Pourquoi ne fait-on pas ainsi pour l'hygiène ?

Est-il impossible d'introduire dans les programmes des écoles primaires des notions très simples et très utiles sur l'art de protéger sa santé et de défendre sa vie ? Est-il rien de plus essentiel à savoir ?

On peut objecter que le programme de ces écoles est déjà bien chargé, et je pense que cela est vrai. Mais il n'est pas impossible de l'alléger, d'en retrancher des choses moins essentielles à savoir.

L'ignorance des données principales de l'hygiène entraîne des conséquences plus graves que l'ignorance de certaines règles très compliquées de la grammaire, de certains noms de généraux et de certaines dates de batailles.

Les grandes découvertes de l'hygiène sont aussi des victoires. En initiant les enfants à l'histoire sommaire de cette science devenue si importante, on leur en inculquerait les grands principes.

Ils apprendraient, du même coup, et tout autant qu'un récit des guerres, à aimer leur pays : la patrie de Lavoisier et de Pasteur.

Peut-être dira-t-on que ce sont là des sujets trop difficiles pour des intelligences d'enfants et de cultivateurs.

Cette objection ne me semble nullement fondée. Je ne vois pas qu'il ne soit beaucoup plus difficile de combattre la tuberculose qu'il a été difficile de triompher du phylloxéra.

Lorsque je vois un viticulteur, son pulvérisateur à la main, détruire les germes cryptogamiques de sa vigne et faire ce qu'on peut appeler l'asepsie de son champ, je ne saisis pas pourquoi on ne lui apprendrait pas à faire, en temps utile, la désinfection de sa maison. Le même instrument y pourrait servir, sinon le même liquide, mais les désinfectants abondent.

Le thermomètre, au moyen duquel on constate la fièvre et qui serait si utile souvent pour déceler la maladie et provoquer, en temps utile, l'appel du médecin, n'est pas d'un usage bien plus délicat que le thermomètre employé à surveiller la culture en serre.

Au reste, l'hygiène est entrée à l'école le jour
où l'on a fait appel à l'instituteur pour faire
campagne contre l'alcoolisme. Peu à peu, et par
la force des choses, elle y prendra droit de domicile. Mais un enseignement fragmentaire
n'aura jamais l'efficacité et la portée d'un enseignement méthodique, si élémentaire qu'on le
suppose.

Un enfant auquel on a inculqué de saines
idées, devient, à son tour, surtout au village,
un agent de propagande et de transformation.

Naturellement, il faudrait donner aux maîtres
et aux maîtresses l'instruction nécessaire. Les
professeurs d'agriculture font un cours dans
les écoles normales et cela est fort bien, et c'est
une des meilleures réformes qui aient été faites
depuis longtemps.

Est-ce trop s'avancer que d'affirmer qu'un
égal intérêt, qu'une égale utilité s'attacheraient
à un cours d'Hygiène fait par un spécialiste,
voué exclusivement à cet enseignement ?

Ce ne serait pas une des leçons les moins
intéressantes de ce cours que celle où l'on défi-
nirait le rôle vrai du médecin, où l'on apprendrait à l'utiliser mieux qu'on ne fait aujourd-
d'hui, à voir en lui, non seulement le guéris-
seur de la maladie, mais aussi professeur de la
santé et, à ce titre, le conseiller habituel de la
famille.

Une loi importante a été récemment votée et bientôt sera mise en pratique. Les maires vont avoir des pouvoirs plus étendus en matière d'hygiène et, par conséquent, une plus grande responsabilité.

Veut-on que cette loi, bienfaisante, certes, mais encore insuffisante, soit observée, entre dans les mœurs, produise de grands résultats, ou veut-on qu'elle reste vaine et tombe en désuétude, après un court semblant d'application... comme bien d'autres?

Cela dépendra beaucoup moins de la bonne volonté non douteuse des administrateurs et de leur énergie, moins certaine, que du degré de conviction qu'on aura fait entrer dans les esprits.

Réfléchissons où en serait le progrès agricole, si l'on s'était contenté de décrets et de règlements, et si l'on n'avait pas fait intervenir un enseignement et une propagande de tous les jours.

La question de l'hygiène à réformer n'est pas moins importante. Elle a ses difficultés spéciales qu'il ne faut pas s'exagérer. Elle aussi exige de la peine et des sacrifices et une connivence d'efforts qui ne peut naître que de la persuasion.

Légiférer ne suffit pas, il faut, là aussi, que l'enseignement, sous toutes ses formes, soit répandu très largement.

XV

Les prompts secours en cas d'urgence et en attendant le médecin. — La boîte de secours.

Voici le titre d'un chapitre de cette éducation élémentaire que nous réclamons, pour les maîtres et maîtresses d'abord, et ensuite pour tous les enfants fréquentant les écoles.

Personne ne saurait en contester l'utilité, ou, pour mieux dire, l'absolue nécessité.

Quelle est la conduite à tenir en cas d'accident ? Que faut-il faire, et, question non moins importante, que faut-il éviter de faire ? On ne pêche pas moins, en effet, par excès de zèle que par ignorance et par erreur.

S'abstenir devant une personne blessée ou tombée en syncope est chose impossible. Un instinctif besoin d'agir emporte les spectateurs au secours du malade.

Ceux qui ne doutent de rien interviennent à tort et à travers. Les prudents sont cruellement partagés entre la crainte de mal faire et le désir de porter assistance.

On manque de connaissances précises et, le plus souvent, du reste, on manque aussi des objets de pansement et des remèdes appropriés.

Dans les villes où le médecin est sous la main, pourtant, où l'officine du pharmacien est à deux pas, on rencontre en abondance des sauveteurs, des secouristes, des brancardiers, des ambulanciers, des infirmiers, c'est-à-dire des gens ayant reçu du corps médical une certaine instruction pratique.

Dans les postes de police et en maints autres endroits, on a mis des boîtes de secours renfermant les remèdes nécessaires aux premiers soins.

Dans les campagnes, il n'existe rien de pareil même lorsque le médecin habite à de grandes distances. Et, pourtant, les dangers n'y sont pas moindres ni les accidents moins fréquents : dangers de la part des grands animaux ; du fait des machines agricoles non moins meurtrières que les machines industrielles ; danger des morsures de serpents venimeux ou de chiens enragés, hémorrhagies, empoisonnements, etc,, etc. Le chapitre des accidents imprévus y est aussi rempli qu'en ville.

Si chaque école avait une boîte de secours, et si l'on démontrait aux enfants la façon d'en utiliser le contenu, par un enseignement tout à fait pratique et dont l'occasion ne serait pas longue à se présenter, il est probable que chaque hameau voudrait avoir la sienne.

La personne qui en aurait la garde devrait connaître l'emploi des objets de pansement et des quelques remèdes que cette boîte de secours devrait contenir.

Le médecin lui-même la mettrait à contribution plus d'une fois pour éviter les retards en cas d'urgence et pour improviser un premier pansement.

Le public ne croit pas assez à l'importance des premiers soins. L'avenir d'une plaie grave ou d'une fracture, comme les suites d'une morsure envenimée. comme le rappel à la vie d'un asphyxié, dépendent de la promptitude avec laquelle sont donnés les soins appropriés.

Assurément, *il ne faut pas se substituer au médecin*, il convient de faire diligence pour le prévenir et de s'abstenir de tout ce qui n'est pas utile et urgent, surtout de *ne pas agir au hasard*.

Mais encore ne faudrait-il jamais qu'un malade put mourir faute d'une manœuvre très simple que personne ne connait autour de lui.

N'est-ce pas une des lacunes les plus choquantes de notre apparente civilisation qu'il puisse exister une majorité de hameaux, de villages et peut-être même de communes où personne ne sait *exactement* comment on doit transporter un homme dont la jambe est cassée, comment on doit rappeler à la vie un noyé, comment on peut arrêter, au moins provisoirement, une hémorrhagie menaçante ?

C'est la raison pour laquelle nous espérons nous rendre utile aux lecteurs en leur donnant, aussi clairement et aussi simplement qu'il nous sera possible, des instructions pour les cas principaux qu'il leur importe de connaître.

Ce sera l'objet des prochains chapitres.

XVI

Les prompts secours en cas d'urgence et en attendant le médecin. — Les blessures.

Nous laisserons de côté la complication habituelle des blessures qui est une hémorragie plus ou moins forte, pour y revenir dans un chapitre à part.

Quelle que soit la plaie, petite ou grande, profonde ou superficielle; quelle que soit sa cause: instrument tranchant, éclat de verre, morsure, arme à feu, pointe pénétrante, masse contondante, ayez toujours présents à l'esprit ces trois préceptes :

1° *Que vos mains soient propres* avant de panser, c'est-à-dire savonnées et, si c'est possible, brossées dans l'eau chaude bouillie. Evitez, du reste, le plus possible de toucher à la plaie avec vos doigts ;

2° *Que la plaie soit lavée, nettoyée* et la peau environnante savonnée. Ne vous mettez pas trop en peine de chercher des liquides et des objets de pansement antiseptiques. Si vous les avez sous la main, c'est bien, servez-vous en, sinon, contentez-vous d'eau bouillie.

Partout, il est facile de se procurer de l'eau bouillie. Le mieux est d'y ajouter, avant de la faire bouillir, une bonne poignée de sel par litre d'eau.

Dans cette eau, jetez un ou deux mouchoirs ou des linges qui vous serviront, lorsqu'ils auront bouilli quelques minutes, à arroser la plaie d'abord, et à la déterger, puis à la recouvrir ensuite. Les linges ayant subi la chaleur de l'ébulition pendant dix minutes sont plus propres que le linge le mieux repassé ;

3° Un ou deux de ces linges encore fumants d'eau chaude vous serviront à recouvrir la plaie, et c'est seulement par dessus que vous mettrez le taffetas, si vous en avez, l'ouate et la bande au moyen de laquelle vous comprimerez la plaie et fixerez le pansement. Vous aurez ainsi réalisé notre troisième précepte : le *pansement propre*.

Pour résumer tout cela en une formule facile, à retenir, je dirai en six mots : *mains propres, plaie propre, pansement propre.*

Certes, cela est sommaire et serait insuffisant dans bien des cas, si le médecin n'intervenait avec des moyens plus sûrs et d'une défense plus rigoureuse ; mais, en agissant ainsi, vous aurez pris la précaution essentielle et n'aurez rien compromis.

On s'effraie, souvent à tort, d'une blessure large mais peu pénétrante, et l'on est tenté de négliger, au contraire, une plaie étroite, mais plus ou moins profonde.

Or, cette dernière aura bien plus de chances de se compliquer, précisément parce qu'il sera difficile de la nettoyer à fond et qu'en conséquence elle pourra donner lieu à des accidents d'infection et d'inflammation, si l'instrument qui l'a faite était malpropre.

C'est ainsi que la piqûre d'une pointe rouillée, d'une arrête de poisson, d'une écharde, peut amener de gros accidents, tels que panaris et phlegmon.

Ces blessures, d'apparence si légère, méritent qu'on y soit attentif, qu'on prenne le soin immédiat de les faire saigner et de les cautériser avec une goutte d'alcool, d'alcali ou d'eau phéniquée; de les recouvrir ensuite d'un pansement humide, et pour peu que le point devienne rouge, sensible et chaud, d'en référer immédiatement au médecin, sans attendre le développement des suites inflammatoires.

Une plaie qui mérite, fût-elle très petite, d'être soigneusement et immédiatement lavée, pansée et protégée, est celle qui est produite quelquefois, de dedans en dehors, par la pointe d'un os fracturé. Quand elle ne serait qu'à peine perceptible, elle est grosse de dangers pour la vie du malade, ou, tout au moins, pour la conservation de son membre. Le médecin sera soulagé d'une grande inquiétude, s'il apprend, à son arrivée près du malade, que cette porte d'entrée a été fermée aux mauvais germes.

Les morsures d'animaux sont sujettes à s'envenimer, alors même qu'il ne s'agit pas d'un chien suspect, et méritent des soins minutieux et prompts.

Enfin, nous devons dire un mot d'une terrible complication pouvant rendre mortelle la plaie la plus insignifiante. Le lecteur n'est pas sans avoir entendu parler du tétanos et je n'ai pas à en faire la description.

Le tétanos se contracte dans le voisinage des chevaux, à leur contact, à celui de leur fumier, en tombant sur le sol de leur étable, en se piquant avec les instruments servant à les panser, etc. — Toute plaie, même superficielle et étroite produite dans ces conditions, peut donner accès aux germes du tétanos.

Mais on diminuera beaucoup le danger de cette contamination si la plaie est immédiatement bien lavée, cautérisée et mise à l'abri du contact des vêtements.

XVII

Les prompts secours en cas d'urgence et en attendant le médecin. — Des hémorrhagies.

Hémorrhagie par une plaie. — La vue du sang fait ordinairement perdre la tête, même lorsque l'hémorrhagie est de très peu d'importance. Volontiers on oublie, dans la précipitation, les règles de propreté et d'antisepsie que nous avons précédemment données.

Dans la hâte de tamponner une plaie sanglante, on ne s'attache pas à choisir les objets de pansement les plus propres. Bien plus, en raison de préjugés très répandus, il se trouve toujours, dans l'entourage du malade, quelqu'un pour recommander l'emploi de substances très capables par leur malpropreté, d'infecter la plaie ; telles sont l'amadou, les toiles d'araignée.

C'est la compression qui est le remède immédiat à l'hémorrhagie, compression directe sur la plaie, et, si elle ne suffit pas, compression à distance, mais, en aucun cas, il ne faut commettre de faute contre la propreté.

Le sang peut s'écouler en nappe ou s'élancer en un jet saccadé et, dans ce dernier cas, c'est

qu'une artère a été coupée ou blessée. D'après
la grosseur du jet, il est facile de voir s'il s'agit
d'une petite artère sans importance ou d'un
gros vaisseau.

Ces blessures d'artères indiquent toujours, du
reste, l'urgence du recours au médecin.

En attendant, tamponnez la plaie avec un linge mouillé d'eau chaude bouillie, ou sec, mais
propre, si le temps vous manque pour vous procurer l'eau bouillie. Il sera mieux encore de se
servir d'ouate hydrophile et par dessus ce tam-
pon, fait d'un linge plié ou d'ouate, appliquez
une bande serrée.

Cela suffira pour arrêter les petites hémorrhagies. Quand il s'agit d'une blessure du cuir
chevelu, la proximité du plan osseux facilite
beaucoup la compression et, par conséquent,
l'arrêt de l'écoulement sanguin.

Si la plaie siège à un membre, il est bon de
tenir le membre élevé et d'appliquer la bande à
partir de l'extrémité inférieure du membre jusqu'au-dessus de la plaie.

Et si le sang ne s'arrêtait pas de couler, si
surtout il s'élançait par jet ou saccades, il faudrait comprimer, sans retard, l'artère du membre, là où on peut la presser contre un os.

L'artère du bras est compressible en haut et
en dedans du bras vers l'aisselle, l'artère du
membre inférieur en haut et en dedans de la

cuisse près de l'aine ; c'est là qu'il est facile de les sentir battre.

Si on ne sait trouver et comprimer l'artère avec les doigts, on peut toujours, en cas de péril extrême, arrêter la circulation par un lien circulaire fortement serré, placé à la racine du membre.

Mais combien urgente est, dans ce cas, l'arrivée du médecin ! car cette constriction circulaire deviendrait vite dangereuse si elle se prolongeait. Il s'agit là d'un moyen essentiellement provisoire.

Il arrive quelquefois que des personnes atteintes de grosses *varices* des jambes succombent presque subitement par *rupture d'une veine*. C'est pourtant là un accident facile à prévenir pour peu que le malade s'en aperçoive avant de tomber en syncope. La solution de continuité par où s'écoule le sang est ordinairement très petite. Il suffirait de mettre le doigt dessus pour arrêter tout à fait ou, du moins, ralentir beaucoup l'écoulement du sang et donner le temps de préparer la bande destinée à faire la compression telle que nous venons de la décrire, en commençant par le pied et en tenant le malade couché et le membre élevé.

Les *hémorrhagies nasales* effraient souvent beaucoup plus qu'elles ne méritent. Chez les personnes âgées, elles sont souvent salutaires. Souvent aussi elles sont causées par une maladie générale et il est prudent d'en entretenir son médecin.

C'est une mauvaise pratique de coucher à plat le malade atteint de saignement de nez. Cela dissimule l'hémorrhagie mais ne la guérit pas. Elle continue à se faire en arrière des fosses nasales et le malade avale, sans s'en douter, ce qu'il aurait perdu par devant. On ignore l'importance de l'écoulement jusqu'à ce qu'elle se révèle par un vomissement ou des garde-robes noires.

Il vaut mieux que le malade soit assis, la tête un peu penchée en avant, et comprime avec un mouchoir la narine par où vient le sang, en évitant de s'agiter, de se moucher, d'éternuer. Ceci n'empêche pas, du reste, d'employer les autres petits moyens connus : affusions froides, bains de pieds, etc.

Dans les *hémorrhagies par la bouche*, les *crachements* et les *vomissements* de sang, il faut, en attendant le médecin, tenir le malade à demi-couché, l'empêcher de parler et de s'agiter, le rassurer et éloigner les importuns. On ne lui donnera à prendre que quelques petits morceaux de glace ou quelques gorgées d'eau très fraîche. On veillera à ce que la chambre soit aérée et modérément chauffée. On pourra mettre des sinapismes aux jambes.

XVIII

Les premiers soins en cas d'urgence et en attendant le médecin. — La syncope.

L'accident le plus commun, le plus effrayant en apparence et qui ressemble à une mort subite, c'est *la syncope*. Elle n'a en réalité rien de dangereux, mais encore faut-il savoir la reconnaître et la soigner convenablement. On peut même apprendre à la prévenir.

Chacun sait que certaines personnes impressionnables et nerveuses, *tombent en faiblesse*, (c'est-à-dire en syncope), sous le coup d'une émotion vive, de nature désagréable, alarmante ou même simplement répugnante.

La vue du sang qui coule, l'appréhension d'une opération même minime, moins que cela encore quelquefois, le simple récit et la description d'une saignée, comme j'en ai vu l'exemple, suffisent pour que ces personnes *se trouvent mal*, suivant l'expression consacrée.

On les voit soudain pâlir, chanceler et s'affaisser plus ou moins brusquement. Si on tâte leur pouls, si l'on ausculte leur cœur, on constate que la circulation s'est ralentie peu à peu, jusqu'à devenir imperceptible.

6

Et ce ne sont pas les personnes faibles : femmes et enfants, qui sont seules sujettes à cet accident ; les hommes les plus grands et les plus forts lui paient leur tribut.

Si la syncope se produit pendant que l'estomac est en travail de digestion, elle se complique habituellement de vomissements pénibles.

Une remarque très importante à faire, c'est que la syncope ne se produit presque jamais chez les gens couchés, tandis que la station debout, plus ou moins prolongée, y prédispose.

Ceci nous amène à comprendre en quoi consiste la syncope.

Sous l'influence d'une impression nerveuse, le cœur s'arrête et cesse d'envoyer au cerveau la quantité de sang qui lui est nécessaire. Le cerveau cesse donc de fonctionner à son tour et, de-là, perte de connaissance, chute, etc.

Pour que la syncope prenne fin, que faut-il ? Il faut que le sang reprenne son cours vers la tête. Or, il est évident que la position couchée favorise ce rétablissement de la circulation cérébrale, tandis que lorsque nous sommes debout, il faut que le sang monte verticalement, c'est-à-dire plus péniblement.

La syncope tend donc à disparaître dès que le malade est étendu.

Il en résulte *qu'il ne faut pas relever un malade tombé au cours d'une syncope, et qu'il faut, au*

contraire, *s'empresser* *de* *faire* *étendre,* *en* *la*
soutenant, la personne chez qui on en aperçoit
les signes précurseurs : pâleur subite, physiono-
mie concentrée, attitude incertaine, etc. On pré-
viendra ainsi la perte de connaissance et les
dangers de la chute.

C'est précisément ce qu'on ne fait pas le plus
souvent. On s'empresse de soutenir le patient
ou bien de le relever et l'on prolonge ainsi son
état.

Autre faute : *Avant même qu'il soit capable*
d'avaler et de digérer quoi que ce soit. on veut
à toute force lui faire avaler un cordial, un vul-
néraire, au risque de l'engouer et de lui préparer une indigestion.

Si l'on est obligé de transporter le malade, il
faut le faire tout en le laissant dans la position
horizontale, c'est la condition grâce à laquelle
le retour à la connaissance se fera promptce-
ment. Il est utile aussi de desserrer les vêtements qui pourraient gêner la respiration, de
faire respirer des sels, de réchauffer les extré-
mités par des frictions.

Ne faites respirer au patient ni alcali, ni même d'éther, comme l'usage en est si répandu. Ni
l'alcali ni l'éther ne sont des gaz respirables. Si
la chambre est trop chauffée ou mal aérée, ou-
vrez la fenêtre, rien ne vaut l'oxygène de l'air.

N'oublions pas non plus que la syncope ordinaire, quand elle n'est pas compliquée par des soins malentendus, doit être très courte. *Si elle se prolonge au-delà de quelques minutes*, il faut craindre des lésions graves : une hémorrhagie interne, par exemple, et appeler le médecin.

XIX

Les prompts secours en cas d'urgence et en attendant le médecin. — Morsures de vipère. — Morsures de chiens enragés ou suspects de rage.

Les morsures de vipères sont surtout à craindre par les temps chauds et orageux. Elles sont d'autant plus dangereuses que le venin inoculé est plus abondant et cette abondance est en rapport avec la taille de l'animal, avec le degré de son irritation, avec le nombre de morsures qu'il a faites, avec la dose contenue dans ses glandes à venin qui peuvent être plus ou moins gorgées.

Une autre circonstance influe sur la gravité de l'accident : c'est le lieu de la morsure.

Au visage, à la poitrine, près du cerveau et du cœur, cela est plus grave qu'au pied ou à la main.

Les symptômes sont très caractéristiques et l'on ne saurait s'y tromper. même lorsque le reptile s'est dérobé dans quelque tas de pierres, dans les ronces ou les hautes herbes.

La douleur, la rougeur, la rapidité du gonflement qui envahit bientôt le membre ; un malaise général avec frisson et parfois syncope et convulsions, ne laissent pas longtemps de doute sur la nature et l'importance de l'accident.

La peau devient luisante, se couvre de taches noires et d'ampoules. Le malade peut avoir la fièvre ou tomber dans le refroidissement et se couvrir d'une sueur glacée.

Il peut rester plusieurs jours dans cet état alarmant et le gonflement peut envahir la plus grande partie du corps.

La mort survient quelquefois, mais rarement, quand l'animal n'a fait qu'une seule morsure.

Quelle est la conduite à tenir dans ces cas, où tout dépend de la promptitude des secours ?

Tout en envoyant prévenir le médecin, et même tout en transportant, si on le peut, le blessé chez son médecin, si l'on espère ainsi gagner du temps, il faut agir !

Il faut poser immédiatement une ligature au-dessus de la plaie et se servir de ce qui se trouve sous la main : ficelle, mouchoir, bretelle, jarretière.

Cette ligature a pour effet d'empêcher le sang de la partie blessée et qui contient le venin inoculé de gagner le haut du membre, le tronc et le cœur. Tout au moins, retarde-t-elle cet envahissement de la circulation générale, et c'est un grand service, l'absorption lente, à petites doses, étant moins à craindre.

De plus, elle permet d'employer avec plus de

succès, *et toujours immédiatement*, les moyens suivants, qui ne sont pas moins efficaces.

On fera saigner la plaie, en l'élargissant au besoin avec un canif, en exprimant le sang par compression, en lavant la partie à grande eau, et en pratiquant l'*aspiration*.

L'aspiration peut se faire avec la bouche, en se hâtant, bien entendu, de cracher après chaque succion, mais, néanmoins, le procédé n'est pas sans quelque péril provenant, non pas de ce qu'on pourrait avaler quelque peu de venin, mais parce qu'il pourrait être absorbé directement par une plaie des lèvres ou de la bouche.

Il est bien préférable de faire l'aspiration au moyen d'une ventouse, quand la partie mordue le permet.

Nous conseillons vivement (ignorant, du reste, si le moyen a déjà été préconisé), la succion à distance au moyen d'un corps tubulaire quelconque. Une pipe, un bout pour cigare, un roseau creux permettront d'aspirer le sang en évitant qu'il pénètre dans la bouche. Un tire-lait serait parfait.

On pourra donner, en même temps, un cordial au blessé. L'alcali jouit d'une grande réputation et l'on ne peut pas dire que ce soit un mauvais remède, mais il est tout à fait insuffisant.

Il existe un sérum dont l'efficacité est reconnue, pourvu qu'il soit inoculé promptement, dans la demi-journée, et le plus tôt est le mieux. Ce sérum a été découvert par le Dr Calmettes, de l'Institut Pasteur de Lille, et porte le nom de sérum de Calmettes. Ce sérum se trouve dans certaines pharmacies. Il en existe un dépôt aux préfectures et sous-préfectures qui le délivrent gratuitement aux indigents.

Dans les communes où il n'existe pas de pharmacie, il serait utile que la mairie en possédât toujours une ou deux doses, au moins pendant les mois d'été. On éviterait ainsi une perte de temps peut-être irréparable. Nous ne doutons pas de l'empressement des préfets à donner satisfaction à un désir si légitime, s'il leur était exprimé par qui de droit.

Est-il besoin d'ajouter que seul le médecin peut injecter ce sérum avec les précautions que son administration exige ?

Morsures de chiens suspects de rage. — Les chiens suspects de rage ne sont pas seulement les chiens inconnus, errants et de mauvaise mine, ce sont aussi les chiens connus comme inoffensifs, changeant tout à coup de caractère et devenant agressifs.

Quel que soit, du reste, l'animal qui a mordu, la plus élémentaire prudence exige qu'on se renseigne sur la manière dont il se comportera pendant les jours qui suivront. La rage ne reste pas longtemps cachée, c'est une maladie qui conduit rapidement à la mort.

Il est sage de confier l'enquête sur l'animal à un vétérinaire.

Le propriétaire du chien est responsable et ne saurait se refuser à cette enqnête. Le vétérinaire, par observation de l'animal, et, au besoin, s'il a été tué, par son autopsie et des inoculations, prononcera s'il est ou non atteint de rage.

En cas d'affirmative, il n'y a qu'une conduite à tenir, c'est de se rendre aussitôt à l'Institut Pasteur à Paris. Là seront faites, avant que la maladie se déclare, les inoculations préventives, d'autant plus efficaces qu'elles seront plus promptement commencées.

Mais, en attendant, immédiatement après la morsure, avant toute enquête, *il faut cautériser*, non pas avec l'alcali ou l'acide phénique, mais *avec le fer rouge et par la main du médecin*.

Au reste, on aura recours, comme pour la morsure de vipère, à la ligature immédiate au-dessus de la morsure, à l'élargissement de la plaie, à l'aspiration du sang par une ventouse, au lavage à grande eau. Ces moyens sont bons, mais à condition qu'ils ne retarderont pas le recours à l'homme de l'art.

XX

Les premiers soins en cas d'urgence et en attendant le médecin. — Les noyés, les asphyxiés, les pendus, la mort apparente.

Dans ces cas, si divers en apparence, la cause du danger et de la mort est toujours la même au fond, c'est toujours la privation d'air, que ce soit par submersion, par ligature du cou ou par respiration de mauvais gaz. Il n'est donc pas étonnant que les soins à donner soient à peu près identiques.

Examinons les divers cas. Un homme est tombé à l'eau, volontairement ou non ; on l'en a retiré au bout d'un temps variable, il ne respire plus, il a l'air mort : Que faire ?

Il est un préjugé qu'il faut avant tout réfuter. Il consiste à croire qu'il ne faut pas toucher à un mort par accident, mais qu'on doit, sans rien déranger à sa position, aller d'abord prévenir les autorités.

C'est une erreur déplorable. La première chose à faire quand on se trouve en présence d'un homme pendu, c'est de couper la corde, avec précaution toutefois, pour qu'il ne se fasse

pas de mal en tombant, au cas où il vivrait encore.

Et si l'on se trouve en présence d'un noyé ou
d'un asphyxié, la première pensée doit être de
le placer en un endroit convenable pour lui
donner, sans retard, les soins que nous allons
dire.

Et, simultanément, la chose la plus urgente
c'est encore de prévenir le médecin.

Mais, en attendant, il faut agir, et si l'on est
prompt, si l'on est persévérant, on aura souvent
la grande joie de ramener, contre toute espérance, son semblable à la vie.

1° Couchez un instant la personne retirée de
l'eau sur le côté droit, desserrez-lui les dents,
laissez écouler l'eau de sa bouche et nettoyez
celle-ci de l'écume et des corps étrangers
qu'elle peut contenir ; faites cela très rapidement ;

2° Placez cette personne sur le dos, les épau-
les étant soutenues par un coussin, un morceau
de bois, un vêtement roulé, etc. ;

3° Si elle respire encore, contentez-vous de
dénouer la cravate, de déboutonner les vêtements, de faire des frictions, de réchauffer au
moyen de linges secs et chauds, de boule d'eau
chaude, de briques, de sinapismes même, si le
malade est rouge et congestionné. Vous pouvez

administrer un cordial, *mais seulement lorsque le malade est en état d'avaler* et non pas auparavant.

4° Si le noyé ne respire plus, pratiquez immédiatement les *tractions rythmées* de la langue. Cette manœuvre consiste, après avoir desserré les dents, à prendre la langue à pleines mains et à la tirer assez fortement hors de la bouche, pour que la *pomme d'Adam* remonte comme elle fait dans un mouvement de déglutition. Ce mouvement doit être fait quinze à vingt fois par minute.

Pour mieux saisir la langue, on couvre sa main d'un mouchoir. On trouve dans les boîtes de secours une pince spéciale qui rend la manœuvre bien plus facile ;

5° Si l'on dispose d'un aide, il s'occupera, en même temps, et très utilement, à pratiquer la respiration artificielle. — Pour cela, il se placera à la tête du patient, saisira ses deux coudes à pleines mains et les portera au-dessus de la tête en les écartant, puis il les abaissera le long du corps, en les appliquant fortement sur les côtés de la poitrine. Ce mouvement devra être répété également quinze à vingt fois par minute ;

Enfin, un troisième aide pourra s'utiliser en frictionnant le ventre et les membres inférieurs, en les réchauffant, en facilitant ainsi la reprise de la circulation.

Ces conseils ne s'appliquent pas seulement aux noyés, mais à tous les cas de mort apparente, aussi bien aux asphyxiés qu'aux pendus.

C'est dans l'asphyxie par gaz délétère (charbon, fosses d'aisance, puits abandonnés, etc.), qu'il faut transporter rapidement l'asphyxié à l'air frais, qu'il faut donner le plus d'air possible et éloigner les personnes inutiles. Si les premiers soins sont donnés dans la chambre même où a eu lieu l'asphyxie, il est évident que portes et fenêtres seront tout d'abord largement ouvertes, dans l'intérêt du malade comme dans celui du sauveteur.

Ajoutons enfin que la respiration artificielle, les tractions rythmées de la langue doivent être pratiquées avec persévérance pendant une heure au moins Les premiers signes du retour à la vie ne se manifestent souvent qu'après de longues manœuvres. On ne risque rien, du reste, à les prolonger.

Il est arrivé maintes fois qu'un ouvrier étant tombé asphyxié au fond d'une cuve, d'une fosse d'aisances, d'un puits abandonné, son compagnon s'est élancé à son secours et qu'il est tombé victime du même sort, immédiatement empoisonné par les gaz délétères.

Il nous faut rappeler, pour éviter ces inutiles

sacrifices, que certaines précautions sont indispensables dans ces cas.

Le sauveteur devra chercher à purifier l'air
de la fosse en y brûlant de la paille, en venti-
lant. Il appellera à son aide, s'il est seul ; se fera attacher solidement pour pouvoir être retiré
immédiatement en cas de péril. En descendant
dans dans la fosse, il tiendra devant sa bouche
une éponge imbibée de vinaigre. S'il se sent en
danger, il devra pouvoir donner un signal.

XXI

Les premiers soins en cas d'accident et en attendant le médecin. — Les empoisonnements.

Il est des empoisonnements lents et pour ainsi dire journaliers ; il en est d'accidentels et dont la marche est rapide. Il en est de foudroyants. Pour ces derniers, tout en appelant au plus vite le docteur, il est indispensable d'agir sans retard. Les heures, les minutes même sont parfois précieuses.

Dès qu'un poison vient d'être avalé, on en est souvent prévenu, par la douleur, la vive brûlure d'une action caustique, l'étrangeté des sensations ressenties. Il s'agit de rejeter le poison avant qu'il soit complètement digéré et absorbé et de vomir au plus tôt.

Le moyen le plus simple et, pour ainsi dire, instinctif, est de provoquer le vomissement par les doigts introduits dans l'arrière-gorge ou par le chatouillement de la luette avec les barbes d'une plume.

Si une personne expérimentée se trouvait là, capable de faire cette petite opération et munie du tube en caoutchouc dont les médecins se servent pour cela, la chose la plus efficace serait de pratiquer sur le champ un lavage de l'estomac avec deux ou trois litres d'eau tiède.

Il serait très utile que chaque ménage eût des paquets de poudre d'ipéca préparés d'avance et dosés à 50 centigrammes.

Deux de ces paquets administrés d'un coup dans un verre d'eau provoquent généralement le vomissement chez un adulte. On peut donner une nouvelle dose au bout d'un moment. Un paquet ou un demi-paquet, suivant l'âge, suffisent chez les enfants.

Les substances toxiques peuvent se partager à peu près en quatre classes : 1° les acides ; 2° les alcalis ; 3° les métaux et leurs sels ; 4° les aliments avariés ou pris à doses excessives, les végétaux incomestibles et vénéneux, les médicaments absorbés par erreur à dose dangereuse.

Empoisonnements par les acides. — Que ce soit l'acide acétique concentré ou *vinaigre radical*, l'acide sulfurique ou *huile de vitriol*, l'acide oxalique et son composé le *sel d'oseille*, l'acide nitrique ou *eau forte*, l'acide phénique ou *phénol*, pur ou en solution trop forte, etc., l'effet immédiat est toujours une brûlure partout où passe le corrosif. Les lèvres, la langue, l'arrière-gorge, l'estomac sont le siège de douleurs atroces et portent la marque de cautérisations profondes.

Boire est le premier besoin pour éteindre la sensation de feu. La boisson ingurgitée favorisera le vomissement qui doit être provoqué immédiatement, mais il est grandement utile que cette eau soit additionnée de substances capables de neutraliser l'acide. Or, ces substances sont les mêmes pour tous les acides.

Ce sont : la magnésie calcinée à la dose d'une grande cuillerée à soupe, qu'on peut répéter sans inconvénient ; la craie que l'on pulvérisera et que l'on délayera à la dose de plusieurs cuillerées à café ; le bicarbonate de soude ou sel de Vichy, à la dose également de quelques cuillerées à café.

A défaut de ces substances, on pourrait se servir d'eau savonneuse, c'est-à-dire d'eau dans laquelle on ferait dissoudre du savon, comme on fait pour la toilette.

On pourrait, à la rigueur et, faute de mieux, recourir au moyen suivant : délayer et agiter un instant dans l'eau une poignée de cendres, filtrer rapidement dans un linge pour clarifier, avant de faire avaler.

On appelle *alcalins* ces substances qui ont la propriété de neutraliser les acides et de les rendre inoffensifs.

Après avoir largement provoqué les vomisse-

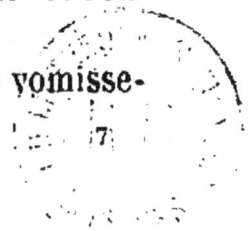

ments tout en faisant absorber au patient l'eau chargée de ces substances, on lui donnera comme boisson, soit dn lait, soit de l'eau albumineuse. Celle-ci se prépare, comme on sait, au moyen de blancs d'œufs battus.

L'eau albumineuse et le lait conviennent dans presque tous les empoisonnements, mais il ne faut y recourir que comme moyen accessoire, après le vomitif et les antidotes d'une activité plus grande.

Empoisonnements par les alcalis caustiques. — De même nature mais beaucoup plus concentrées que les alcalins médicamenteux que nous venons de citer, ces substances sont aussi dangereuses que les acides.

Elles aussi produisent des brûlures sur tout le trajet de la bouche à l'estomac.

Les principales sont la potasse et la soude très employées dans l'industrie et qu'on trouve en solutions plus ou moins concentrées (*lessive des savonniers, eau seconde des peintres*), la chaux vive, l'alcali volatil ou ammoniaque.

Il faut combattre l'action de ces substances, d'abord par le vomissement et le lavage de l'estomac, comme ci-dessus, et ensuite par l'administration rapide de substances acides suffisamment diluées,

Les acides que l'on a le plus habituellement sous la main sont le vinaigre et le jus de citron.

Après les avoir administrés, étendus comme dans une limonade, on fera boire l'eau albumineuse et le lait.

Avant de passer aux autres empoisonnements qui seront l'objet d'un second chapitre, notons ici une petite recommandation qui a son utilité. En envoyant en toute hâte prévenir le docdocteur, ne vous contentez pas de lui faire dire qu'il se hâte, parce qu'il s'agit d'un empoisonnement ; ne manquez pas de l'informer de quel empoisonnement il s'agit, afin qu'il se munisse des médicaments nécessaires. Ce sera du temps gagné, et s'il est absent, votre commissionnaire pourra passer utilement chez le pharmacien qui saura quels remèdes il convient de délivrer.

XXII

Les premiers soins en cas d'accident et en attendant le médecin — Les empoisonnements

Empoisonnements par les sels. — *Les sels de cuivre* sont dangereux. L'acétate de cuivre, combinaison de l'acide du vinaigre et du cuivre, le vert de gris, le sulfate de cuivre si usité en viticulture sont toxiques et produisent des coliques, des nausées et des vomissements.

Ce sont surtout les légumes dont la forme facilite l'accumulation du liquide, comme les artichauts, la salade, qui peuvent être dangereux s'ils ont été arrosés au sulfate, soit parce qu'ils étaient mêlés à des plants de vigne, soit qu'on ait voulu les préserver des pucerons, des chenilles, etc.

Nous avons été témoin d'un commencement d'empoisonnement par des artichauts sulfatés. Le fait est peu connu et mérite d'être signalé dans les pays vignobles.

On administrera, dans ce cas, un vomitif, on fera boire de l'eau albumineuse (blancs d'œufs battus avec de l'eau).

Le phosphore utilisé pour la fabrication des

allumettes se trouve à la disposition de tout le monde. On s'en sert aussi pour la destruction des rats.

Dans l'empoisonnement par le phosphore, l'haleine prend une odeur d'ail et les matières vomies peuvent être lumineuses dans l'obscurité, il peut se produire des hémorrhagies, etc.

Même traitement que ci-dessus et, en plus, la magnésie calcinée et l'essence de térébenthine à la dose d'une cuillerée à café avec un grand verre d'eau. Purgation.

L'arsenic est très dangereux, car il n'a aucune saveur ni odeur particulières révèlant sa présence. De là des méprises graves. Le malade est pris d'acreté à la gorge, de soif ardente, de vomissements, de sensations de brûlure au creux de l'estomac.

On administrera de l'eau tiède en abondance, une forte dose d'ipéca, de l'eau albumineuse, de la magnésie calcinée.

Le *sublimé corrosif*, très employé en médecine et en accouchements, est un poison très violent qui a occasionné plus d'un malheur.

Après le vomitif immédiat, l'eau albumineuse sera très utile.

Le *plomb et ses sels* produisent surtout des intoxications lentes et facilement méconnues.

On s'en défie chez les ouvriers peintres en bâtiments qui grattent les vieilles peintures aux sels de plomb et broient des couleurs à base de ces mêmes substances. On sait qu'ils sont sujets à de violentes coliques, à des paralysies, à des maux de tête, à une anémie spéciale et rebelle.

On s'en délie moins chez les personnes qui n'exercent pas cette profession mais qui, néanmoins, s'intoxiquent sans s'en douter, soit qu'elles boivent de l'eau ayant séjourné dans des conduites en plomb, soit qu'elles se servent d'un gobelet dans l'alliage duquel il entre du plomb, etc.

On s'en délie encore moins chez les enfants auxquels on donne des soldats en plomb ou des jouets coloriés avec des couleurs à base de plomb et qu'ils portent à leur bouche, des crayons de couleur, etc.

Le médecin a souvent bien de la peine à dépister cet empoisonnement qu'il était intéressant de signaler ici, bien qu'il donne rarement lieu à des accidents d'une très grande urgence.

On le combat par des purgatifs au sulfate de magnésie ou de soude.

L'usage de la litharge pour corriger l'acidité du cidre et du vin, l'abus de l'extrait de Saturne en médecine ont été parfois des causes d'intoxication plombique.

Empoisonnements alimentaires. — Les cham-pignons. — Les moules. — Il ne faut manger, en fait de champignons, que les espèces bien connues et, en cas de doute, ne s'en rapporter qu'aux gens compétents, le mieux étant presque toujours de s'abstenir.

L'épreuve de la cuiller d'argent qui ne noircit pas, dit-on, au contact des bons champignons n'est pas du tout probante.

Dès que l'empoisonnement commence à se révéler par les nausées et les coliques, il faut faire vomir et purger. Plus tard, quand le malade tombera dans la prostration, il faudra faire une médication stimulante : grogs, frictions ; et réchauffante : cataplasmes chauds.

Les coquillages, et en particulier les moules, les viandes avariées produisent des empoisonnements qui seront combattus par une évacuation rapide.

Ces intoxications, surtout celle des moules, s'accompagnent souvent d'urticaire, éruption à la peau qui ressemble à celle que provoquent les piqûres d'orties. Elle se produit si brusquement, elle s'accompagne d'une démangeaison si insupportable, elle défigure tellement les malades quand elle se porte au visage que souvent, elle inspire une crainte exagérée. C'est une complication plus désagréable que dangereuse.

On se contentera de lotions à l'eau vinaigrée, au jus de citron.

Nous résumons, pour plus de commodité, le traitement des principaux empoisonnements que nous venons d'énumérer, en un tableau facile à consulter :

Empoisonnements :	Dans tous les cas, commencer par le vomitif (ou le lavage de l'estomac).
Par les acides : huile de vitriol, sel d'oseille, eau-forte, etc.	Magnésie calcinée, bicarbonate de soude, eau savonneuse et ensuite eau albumineuse.
Par les alcalis : lessive des savonniers, etc.	Eau vinaigrée, jus de citron et ensuite eau albumineuse.
Par les sels de cuivre	Purgatif, eau albumineuse.
Par le phosphore..	Magnésie calcinée, essence de térébenthine, purgation.
Arsenic........	Magnésie calcinée, eau albumineuse, purgatif..
Sublimé corrosif ..	Eau albumineuse (très utile en ce cas)......

Plomb. . . . . }	**Purgatif au sulfate de** magnésie ou au sulfate de soude.
Champignons, moules, viandes avariées. }	**Purgatif, vomitifs, puis** stimulants.

XXIII

Les premiers soins en cas d'urgence et en attendant le médecin. — Les accidents : fractures, luxations, entorses, contusions ; transport des malades.

Observation importante. — C'est le cas de répéter la recommandation déjà faite : *il ne faut pas relever brusquement et avant toute réflexion une personne tombée.* Il faut prendre son temps et s'assurer du mal qu'elle a, sinon on risque d'aggraver son état. Il faut même, si l'accident paraît sérieux, s'opposer à ce qu'elle fasse des mouvements brusques et vérifier d'abord si l'un et l'autre membre inférieur peut se remuer sans douleur vive.

Si l'on a affaire à une simple contusion, à une ecchymose, c'est-à-dire à un épanchement sanguin sous la peau, à un gonflement sans plaie, à une légère foulure, on pourra se contenter d'appliquer des compresses d'eau froide ou alcoolisée, d'eau salée ou étendue d'eau blanche, et de faire par-dessus de la compression au moyen d'une bande.

N'employez pas l'alcool concentré, l'alcool cam-

phré non étendu, en compresses ou en frictions prolongées, sous peine de produire des brûlures superficielles.

Une *luxation*, ou déboîtement d'un os, se reconnaît à la douleur vive, à l'impossibilité de faire mouvoir le membre qui est fixé dans une attitude.

Quand il y a *fracture*, le membre est endolori, gonflé, ecchymosé, déformé, raccourci. Si on veut le remuer, il se meut en un point ordinairement rigide, autre qu'une articulation et l'on sent souvent les os crépiter à l'endroit de la rupture.

Le pied tombé en dehors est un signe de la fracture de la cuisse.

Lorsque le membre atteint est le membre supérieur, le malade peut marcher sans inconvénient, mais il faut que le bras soit soutenu. Rien ne vaut pour cela une serviette ou un foulard placé en écharpe, embrassant le coude et l'avant-bras et noué autour du cou.

Si, au contraire, il s'agit d'un membre inférieur, il faut transporter le malade dans la position couchée. Il ne doit pas même essayer de marcher. Toute tentative de relèvement peut causer des complications.

Le malade sera posé sur un brancard amené auprès de lui et porté sans heurt ni choc. On est parfois obligé d'improviser ce brancard avec

une civière, une planche large, un volet, une
porte à laquelle on cloue des bâtons en guise
de montants.

Un aide soulèvera le membre fracturé avec
ses deux mains, placées l'une au-dessus, l'autre
au-dessous de la fracture pour empêcher les os
de remuer. Le membre sera soulevé avant le
corps et, lorsque le malade sera placé sur son
lit, sera posé en dernier lieu. On évitera ainsi
que le poids du corps vienne à porter sur le
membre blessé.

Si l'on est *seul* et que l'on se sente suffisamment fort pour faire le transport sans précipitation et sans risque de chute, il faut se mettre à
l'aisselle du malade, glisser une main sous les
cuisses et l'autre sous les reins. On peut ainsi
placer un malade sur un brancard ou sur un lit
et le porter même à quelque distance, surtout
s'il peut enrouler son bras autour du cou du
porteur.

Pour soulever à deux un malade, il faut se
placer de chaque côté de lui, mettre un genou
à terre, glisser une main sous les jarrets et
l'autre sous le tronc, se prendre mutuellement
les poignets. Le brancard devra être placé d'a-
vance à la tête du malade.

Avant de transporter le malade, il faudra
s'occuper d'immobiliser le membre fracturé
par un appareil provisoire, au moyen de

coussinets, de planchettes latérales et de bandes.

On peut remplacer les coussinets par un vêtement roulé, des bas remplis de balle d'avoine ou même de terre ; les planchettes par un parapluie, un morceau de bois entouré d'étoffe ; les bandes par des mouchoirs.

On peut aussi fixer avec deux mouchoirs le membre fracturé au membre sain qui lui servira de soutien.

Si l'on peut se procurer un oreiller, on pourra facilement maintenir et protéger la fracture en couchant le membre sur le milieu du coussin préalablement creusé en gouttière, en ramenant les côtés sur le membre et en serrant avec des liens ou des mouchoirs.

On racontait dernièrement qu'un monarque dont la femme s'était fracturé le bras, avait improvisé une gouttière avec l'écorce d'une branche d'arbre.

L'idée est ingénieuse et peut être parfois pratique.

Les treillis fins en fil de fer qui sont si répandus partout, peuvent se tailler, se mouler, de façon à remplir le même but.

Je rappelle ici ce qui a été dit antérieurement, *à propos des blessures*, que la moindre plaie compliquant une fracture doit être soignée immédiatement et aussi proprement que possible.

Voilà ce qu'il faut faire, si le médecin est

éloigné, et en attendant qu'il arrive, et encore vaut-il mieux, quand c'est possible, que ce soit lui qui préside au transport du malade.

Celui-ci étant couché, abstenez-vous et attendez la venue de l'homme dont c'est le métier de distinguer les fractures des luxations et les diverses variétés de celles-ci et les complications si nombreuses de celles-là. Gardez-vous d'écouter ceux qui vous diront de courir chez le rebouteur.

Le rebouteur n'a pas plus de raison d'être aujourd'hui que son cousin le sorcier. Ils sont condamnés à disparaître l'un et l'autre devant les progrès de la science et, en particulier, de la science médicale.

Un de ces progrès les plus remarquables a été précisément, grâce à la découverte des rayons X, de permettre aux médecins de *voir* les os du corps humain, avec leurs lésions et leurs déplacements et de contrôler ainsi leurs diagnostics et leurs traitements.

XXIV

Les premiers soins en cas d'urgence et en attendant le médecin. — Les convulsions.

Convulsions des enfants. — La surprise et la terreur des parents sont bien naturelles, tant le spectacle est effrayant. C'est un des cas où l'on résiste rarement à la tentation d'intervenir au hasard des inspirations et des conseils. La jeune mère surtout, n'ayant pas l'expérience de ces crises, s'affolle littéralement.

Et pourtant il est extrêmement rare que la convulsion soit dangereuse par elle-même. Il est des enfants très sujets aux convulsions et pour les moindres causes : une piqûre d'épingle, un malaise, un bobo douloureux, une digestion difficile, la constipation, les vers intestinaux, la chaleur excessive leur donnent une crise de convulsion. Il en est de même fréquemment de l'éruption douloureuse des dents.

Sans doute, la convulsion annonce quelquefois une maladie plus sérieuse : la rougeole, la pneumonie, l'entérite, l'angine, etc., peuvent débuter ainsi ; et c'est parfois le prélude de la terrible méningite. Mais, par elle-même, la con-

vulsion n'aggrave pas le danger de la maladie
qu'elle aunonce ou accompagne.

Lorsqu'il y a suppression de l'urine ou albu-
minuerie, une convulsion peut mettre sur la voie
du diagnostic et révéler le péril.

Lorsqu'un enfant tombe en convulsion, il ne
faut donc pas perdre la tête et ¡vouloir y remédier par cinquante remèdes populaires, toujours
inutiles, souvent nuisibles.

Ce qu'il faut, c'est savoir à quoi tient la con ·
vulsion, qu'elle est sa cause réelle, indisposition insignifiante ou maladie sérieuse, et cela
un médecin peut seul vous le dire et ce n'est
pas toujours facile à démêler.

Mais, en attendant, que devez-vous faire ?
Contentez-vous de déshabiller l'enfant, de le
placer sur un lit où il soit à l'aise et ne puisse
se blesser dans son agitation ; vérifiez si son
corps est net de toute écorchure. *Gardez-vous
de lui mettre des sinapismes*, comme on le fait
trop souvent, c'est un moyen de surexciter encore son système nerveux.

Si la chambre est trop chauffée, portez-le
dans une autre pièce. Si l'attaque succède à un
repas copieux, il est probable qu'une digestion
laborieuse cause ou complique la convulsion.
En ce cas, donnez un vomitif, sirop ou poudre
d'ipéca, et, s'il y a constipation, un lavement.

Vous pouvez encore frictionner doucement

le corps et les membres. Pour le reste, sachez attendre et n'introduisez rien daus la bouche d'un enfant convulsé.

Convulsions des adultes. — C'est encore l'occasion de faire appel au sang-froid des assistants et de leur prêcher une abstention raisonnée.

Il faut détacher les vêtements de la personne malade, afin qu'elle respire librement, la porter sur un lit, l'empêcher de se frapper aux murailles ou aux meubles, protéger tout au moins sa tête contre la dureté du sol.

On glissera entre les mâchoires un bouchon de liège, de peur qu'elle ne se coupe la langue ou ne se casse les dents.

Et puis, qu'on observe attentivement la crise, qu'on soit en mesure de dire comment elle a débuté, par quelles phases elle a passé, combien de temps elle a duré et si, au réveil, le malade a perdu complètement le souvenir de ce qui s'est passé, etc. Tous ces renseignements seront utiles au médecin pour établir un diagnostic souvent délicat.

Les grandes crises convulsives des femmes nerveuses et contrariées, se terminant par des larmes, sont plus bruyantes que dangereuses.

Mais la moindre perte de connaissance, ne durât-elle qu'une minute, mérite qu'on s'en occupe et qu'on avise le médecin.

Les crises qui se produisent pendant le jour ont souvent été précédées de crises se produisant la nuit, pendant le sommeil, et qui passent facilement inaperçues. Des mouvements désordonnés, accompagnés de grincements de dents et de grognements, attirent parfois l'attention. Ce sont là des symptômes graves et qui appellent un traitement. La guérison sera plus facile que celle des crises diurnes.

[P. S. — Quelques cas récents de fièvre typhoïde nous engagent à rappeler que cette maladie est causée par les eaux de boisson quand elles sont contaminées. Il est utile de procéder de temps en temps au nettoyage des puits et de veiller au bon entretien de la maçonnerie, surtout dans la partie supérieure. L'eau de pluie qui a lavé le sol, celle que les couches superficielles de la terre laissent égoutter, ne doivent jamais pouvoir refluer dans le puits. Là est le danger le plus ordinaire avec le voisinage des fumiers.]

XXV

L'hygiène du premier âge

C'est un sujet qui mérite bien un chapitre à part, non seulement à cause de la fragilité de l'enfant, mais parce que c'est dans le berceau qu'il contracte souvent des maladies qui le suivront pendant son existence entière.

A la campagne, le nourrisson jouit de deux avantages : le bon air et, s'il est élevé au biberon, le lait frais et naturel. C'est pourquoi l'élevage au biberon, bien que toujours très inférieur au sein maternel, y donne néanmoins de bons résultats.

Les fermières plus fécondes et partant plus expérimentées que les femmes de la ville, suivent, en général, de bonnes pratiques traditionnelles. Néanmoins, il n'est pas inutile d'appeler leur attention sur des points d'hygiène qui nous ont paru être plus souvent méconnus.

Beaucoup de parents sont obsédés par la peur que leurs enfants soient insuffisamment nourris et ne se rendent pas compte du danger d'une alimentation prématurée ou trop abondante.

Jusqu'à six mois révolus, l'enfant ne doit prendre que du lait. A partir du septième mois, il faut commencer à donner, en supplément, une bouillie d'abord, puis deux bouillies par jour. Vers le neuvième mois on ajoutera un jaune d'œuf à une des bouillies. Puis viendront les soupes très légères. Les bouillies seront tantôt maigres, tantôt faites avec du bouillon gras.

Jusqu'à 13 ou 14 mois, époque à peu près normale du sevrage, ce sera là tout le menu de l'alimentation. On corsera ensuite progressivement ce menu, dont le lait continuera à constituer l'élément principal. Le vin en sera exclu complètement, ainsi que le café, pendant plusieurs années, comme nous l'avons dit.

Nous appelons l'attention sur une cause de dyspepsie très fréquente et très méconnue. Il est bon que l'enfant prenne ses repas avec une certaine lenteur. Lorsqu'il tette, il fait un effort à chaque succion, et, sauf avec certaines nourrices dont le lait s'échappe avec une excessive abondance, il ne satisfait son appétit qu'avec du temps et de la peine.

L'ancien biberon, avec son tube allongé, nécessitait, pour se vider, à peu près le même travail. Pour des raisons de propreté que je suis loin de blâmer, on a fait des biberons sans tube. Ce sont de simples flacons que l'on penche sur la bouche du bébé et son repas ne dure guère, pas assez à mon gré.

Des dilatations d'estomac se produisent ainsi et des troubles digestifs en sont la conséquence. Il faut, dans ce cas, couper le repas de l'enfant par deux ou trois repos.

Quant à la propreté de l'enfant, il existe un préjugé qu'il nous faut signaler. Certaines nourrices prétendent qu'il ne faut pas changer ses langes pendant la nuit. Dès qu'on s'aperçoit qu'un enfant est mouillé ou sali, il faut le nettoyer, aussi bien la nuit que le jour.

Pour faire taire les cris des enfants, on a la bien mauvaise habitude de leur laisser dans la bouche soit un bout de biberon, soit un linge dans lequel on a noué un morceau de sucre. On voit des éruptions de muguet et des inflammation de la bouche qui n'ont pas d'autre origine.

Il ne faut pas davantage laisser prendre aux enfants l'habitude de sucer leurs doigts.

Nous aimons les enfants et chacun est porté à les caresser et à les embrasser. On les embrasse sur la joue et même sur la bouche. Non seulement les parents, mais l'entourage, les visiteurs quelconques, se donnent ce plaisir. De ce chef, les enfants courent quelques risques de contagions diverses. Ce que nous avons dit sur la manière dont se propage la tuberculose l'explique assez. Il faut donc réagir contre les abus de cette charmante, mais dangereuse habitude. Si les parents donnent l'exemple de l'abstention ou, tout au moins, de la discrétion, les enfants se prêteront moins facilement aux embrassades sans fin, et l'entourage comprendra (1).

Quand une mère n'a qu'un enfant, il est préférable qu'elle le tienne, pendant les deux ou trois premières années, isolé des autres enfants.

En effet, les maladies de cet âge sont presque toutes contagieuses et c'est d'un enfant à l'autre que se propagent rougeole, coqueluche, etc.

Il y a surtout intérêt à ce que l'enfant ne contracte pas ces maladies pendant la période de dentition qui les aggrave.

Les parents devraient habituer leurs enfants à se laisser examiner la gorge et s'habituer eux-même à faire cet examen. Ils s'apercevraient plus tôt qu'ils ne font, des angines graves, et les petits malades seraient moins exaspérés quand le médecin pratique cet examen pour la première fois.

---

(1) Les chiens qui lèchent les choses les plus sales lèchent également la figure des bébés quand on n'y veille pas. Et ce n'est pas sans inconvénient et sans risques, en particulier au point de vue de la propagation de vers intestinaux.

XXVI

Les maux négligés et les symptômes dont on ne se défie pas assez.

C'est une grande erreur de croire que la maladie survient toujours brusquement. Le plus souvent elle est préparée de longue main, surtout les maladies de l'âge mûr et de la vieillesse. Si nous étions plus attentifs à nous observer, plus empressés à tenir compte des avertissements, nous nous laisserions moins souvent surprendre.

Si l'on éprouve une douleur vive, ou si l'on perd l'appétit, on n'hésite pas à se soigner et l'on se reconnaît malade. Mais combien de maladies progressent sans enlever l'appétit, sans provoquer de douleurs !

Comme il serait utile de pouvoir les dépister dès leur origine ! Une petite gouttière négligée fait pourrir une charpente et effondrer un mur. Ce n'était rien de la corriger au début. Donnons quelques exemples de négligences funestes et de symptômes précoces.

L'œil est un organe très compliqué, aussi délicat qu'il est utile. Si un enfant a une rougeur dans l'œil, une pustule qui ne l'incommode pas trop pour le moment mais qui amènera une taie et laissera peut-être une cicatrice incurable, on perd un temps précieux, soit à ne rien faire, soit à écouter les donneurs de conseils.

Nos dents sont des outils extrêmement utiles à la digestion. Nous les laissons se gâter, ou, si nous en souffrons trop, nous les faisons arracher.

C'est mal ménager son bien. Les parents doivent veiller à la dentition de leurs enfants, les habituer à se laver la bouche et, quand besoin est, recourir au dentiste avant que le mal soit irréparable.

La respiration, cette fonction au moins aussi importante que l'alimentation, doit se faire sans bruit et par le nez. Un enfant qui tient toujours sa bouche ouverte, qui ne respire pas par le nez, qui fait du bruit en dormant, est un enfant qui respire mal. Il faut s'en occuper, car c'est une cause de complications graves, soit du côté des oreilles, soit du côté des bronches, soit au point de vue de la croissance et du développement de la poitrine et même de l'intelligence.

Il faut se défier de l'*essoufflement*, même lorsqu'il s'établit peu à peu, en endormant notre attention par la lenteur de son progrès. L'essoufflement a des causes très variables, mais toutes sont sérieuses. L'un est essoufflé parce qu'un épanchement pleurétique se produit dans sa poitrine, sans donner lieu à un point de côté.

L'autre est essoufflé et en même temps il maigrit et tousse, et il faut redoutér une tuberculose. L'autre a de l'albumine dans l'urine, l'autre une maladie de cœur, etc., etc. C'est un des symptômes sur lesquels il faut appeler l'attention du médecin qui jugera.

Il en est de même pour l'enflure des chevilles, le soir, et des paupières, le matin, au lever.

L'amaigrissement, la pâleur, la perte rapide des forces ne surviennent pas sans causes profondes qu'il faut tirer au clair.

Si le médecin était appelé assez tôt, on ne verrait pas de panaris suppurer, ou, du moins, on ne les verrait pas s'aggraver et durer ; on ne verrait pas de gros abcès se produire, faute d'avoir soigné une plaie insignifiante de la peau ; on ne verrait pas d'érysipèle s'étendre sur toute la figure.

Il y aurait beaucoup moins de maladies de cœur, si l'on soignait sans tarder les rhumatismes articulaires, même légers. Car lorsque nous souffrons d'une articulation, il est rare que notre cœur ne soit pas lui-même un peu rhumatisé et sans que rien nous en prévienne.

Sans m'étendre davantage sur ce sujet inépuisable, je veux dire qu'on aurait profit à se bien faire connaître de son médecin, à lui demander des conseils d'hygiène et de direction, des conseils préventifs. La médecine est devenue beaucoup plus prévoyante, beaucoup plus capable de lire l'avenir d'un tempérament et de nous mettre en garde contre nos tendances particulières aux maladies.

Enfin, j'ajoute que nous avons tous le devoir de bien nous porter autant que possible. La santé est le moyen de bien accomplir notre tâche. La santé des uns facilite aussi la santé des autres et en prépare une meilleure à ceux qui viendront après nous.

XXVII

A propos de la nouvelle loi relative à la protection de la santé publique.

Après toutes les autres nations civilisées, après d'interminables discussions et de nombreux renvois de la Chambre au Sénat et du Sénat à la Chambre, la France possède enfin une loi sanitaire,

Promulguée en 1902, elle est entrée en exécution le 15 février dernier.

L'article premier est ainsi conçu : « Dans « toute commune, le maire est tenu, afin de « protéger la santé publique, de déterminer, « après avis du Conseil municipal :

« 1º Les précautions à prendre pour prévenir « ou faire cesser les maladies transmissibles « que devra désigner un décret du Président « de la République, spécialement les mesures « de désinfection ou même de destruction des « objets souillés par les malades.....

« 2º Les prescriptions destinées à assurer la « salubrité des maisons et de leurs dépen- « dances..... celles relatives à l'alimentation en

« eau potable ou à l'évacuation des matières
« usées ».

Le pouvoir central, par son représentant, le
Préfet, est armé de pouvoirs suffisants pour
contraindre au besoin les municipalités négli-
gentes.

Plusieurs communes peuvent s'associer, se
syndiquer pour réaliser à frais communs des
mesures d'intérêt collectif.

La vaccination des enfants est obligatoire dès
la première année, et la revaccination au cours
de la onzième et de la vingt-unième année.

Dire que cette loi est utile, ce n'est point assez, elle est indispensable. Elle est une loi nécessaire, une loi de salut national.

Si nous comparons, comme nous aimons à le
faire, notre présent à notre passé, en faisant
abstraction des autres peuples, nous avons lieu
de n'être pas mécontents. Nous sommes en progrès et la mortalité diminue chez nous comme
ailleurs.

Mais si nous nous comparons aux autres nations civilisées, nous sommes forcés de constater notre infériorité et la lenteur relative de
notre progrès.

Les nations modernes luttent surtout entre
elles sur le terrain de l'hygiène et du commerce. Je ne sais si notre commerce n'est pas
dépassé par l'activité de nos concurrents, mais

je sais bien que notre manque d'esprit pratique s'étale particulièrement dans la question de l'hygiène et dans la défense de la santé publique.

C'est le point où les autres peuples ont vraiment le droit de faire allusion à notre décadence. Elle sera promptement irrémédiable, si nous ne réagissons pas.

Bien que nous ayons déjà fait allusion à cette situation, nous revenons sur ce sujet, parce que l'application désormais imminente de la loi lui donne un intérêt d'actualité tout particulier.

Cette loi imposera des dépenses aux communes, elle semblera vexatoire à beaucoup.

La tâche sera lourde et longue pour les villes anciennes qui ont hérité d'une voierie défectueuse, d'alignements étroits, et irréguliers de maisons séculaires datant des époques d'insécurité où les villes étouffaient dans leur ceinture de remparts.

Mais le danger n'est pas dans la difficulté de la tâche, il est dans l'insuffisante préparation de l'esprit public, dans l'ignorance qui est au fond de notre imprévoyance.

Dans les campagnes, et c'est à elles que nous pensons surtout, l'œuvre sanitaire est, en général, très simple et n'entraine pas grande dépense.

A part les précautions relatives aux maladies

contagieuses, de quoi s'agit-il ? Curer les fontaines, protéger les sources, veiller au bon entretien des puits. Quoi de plus ? Supprimer les mares infectes, les flaques de purin, éloigner les fumiers et les ordures ménagères des portes. Ce sont les cours et les abords des maisons qui laissent à désirer. Car les logements sont ordinairement spacieux dans nos villages plutôt dépeuplés.

Les maires des communes rurales ayant la noble ambition de diminuer la mortalité humaine ne trouveront pas d'obstacle insurmontable. Tous ceux qui ont l'intelligence et le sentiment du bien public les soutiendront et les remercieront. Les résultats infaillibles leur seront la meilleure récompense.

Après tout, la santé des animaux est bien protégée et le progrès des épizooties arrêté par des mesures gênantes, rigoureuses, mais efficaces, et que tous acceptent, en somme. La santé des hommes, la vie des petits enfants sont bien aussi précieuses et méritent, apparemment, que l'on ne recule pas devant des mesures analogues !

XXVIII

Résumé des recommandations essentielles à retenir. — La petite pharmacie de la ferme.

———

Il nous semble utile de résumer les points principaux que nous avons traités en des articles qui sont déjà en nombre respectable.

Notre but n'a pas été d'embrasser tout le détail de l'hygiène où le lecteur risquerait de se perdre, mais de lui exposer avec clarté les données principales d'où découle tout le reste.

Il est deux causes principales de nos maladies : *un mauvais régime* et *la contagion*.

Dans le régime, il faut faire entrer la respiration qui est la moitié de notre nutrition.

Les maladies provenant de ces causes sont pour la très grande partie évitables. Les autres, celles qui viennent par hérédité ou par accident, le sont à des degrés bien moindres.

Il est deux grosses erreurs que nous serions bien heureux d'avoir contribué quelque peu à détruire.

La première consiste à croire que l'on ne mange jamais trop, pourvu que l'on ne soit pas indisposé sur le champ, et que l'on ne boit jamais trop de vin, pourvu que l'on n'aille pas jusqu'à l'ivresse.

La seconde erreur plus méconnue, mais non moins importante, c'est de penser respirer toujours assez. Si la pièce où l'on couche est bien close, on la juge assez confortable, et pourvu que l'on soit chaudement couché, on s'estime en règle avec l'hygiène. Le souci de s'assurer toujours et partout une bonne aération n'existe que peu ou pas du tout.

Un bon régime consiste d'une part à bien respirer, et d'autre part à s'alimenter suffisamment et jamais trop. Il faut, de plus, varier ses aliments et ne pas croire que la viande et le vin sont seuls *fortifiants*. On voit plus d'enfants malades par suite de cette erreur que par insuffisance de nourriture.

En veillant très attentivement à préserver de toute contamination les puits et les fontaines, on supprimera la cause principale de la fièvre typhoïde.

Quant aux contagions et particulièrement à la plus redoutable de toutes, la tuberculose, la grande précaution est de détruire les sécrétions des malades.

Tous les gens qui toussent et crachent doivent se considérer comme étant ou pouvant devenir, à leur insu, dangereux pour leur entourage, s'ils ne veillent pas à recueillir et à détruire leurs crachats.

Tout linge souillé par des crachats ou par de la suppuration, le linge de corps des malades atteints de maladies contagieuses, leurs draps de lit, tout ce qui sert à les panser, à les es- suyer, doit être sans retard lessivé. Il faut promptement faire bouillir ce qu'on ne peut pas brûler en fait d'objets de pansements.

Une ébullition de quelques heures et même moins longue détruit sûrement les germes. C'est le grand moyen d'assainissement toujours à la disposition de tous.

En cas d'accident, de blessure, etc., il ne faut pas perdre la tête et il vaut mieux s'abstenir que d'agir au hasard.

Le précepte que toute plaie doit être *proprement* et immédiatement soignée ne saurait être trop répété. Un moyen provisoire aussi simple qu'efficace, c'est de la laver à l'eau bouillie tiède et de la recouvrir d'un linge qu'on aura fait bouillir et qu'on placera dessus encore tout hu- mide et tout chaud.

L'utilité d'une boîte de secours dans tout vil- lage est incontestable. Pour que ce petit pro- grès se réalise, il suffit qu'on enseigne dans les écoles la manière de tirer parti en cas d'urgence du contenu de cette boîte.

En attendant, il faudrait que toute famille ait

sa petite pharmacie, aussi simple, aussi peu coûteuse que possible et permettant d'improviser un pansement propre.

Voici à peu près le strict nécessaire :

1º Quelques paquets d'acide borique de 30 grammes chacun, pour faire autant de litres d'eau boriquée ;

2º Un pot, ou un tube d'étain, de vaseline boriquée remplaçant aujourd'hui toutes les vieilles pommades ;

3º Un bon paquet d'ouate phéniquée intact dans son enveloppe et tenu à l'abri de la poussière ;

4º Dix mètres de tarlatane à 5 sous le mètre, avec laquelle on peut improviser autant de bandes que l'on voudra et de la largeur convenable ;

5º Un petit flacon d'alcool pur à 95º qui sera, en mainte occasion, très utile au médecin ;

6º Un petit flacon d'alcool camphré — on pourrait choisir une autre substance antiseptique, — mais celle-ci est connue, elle est inoffensive et ne peut prêter à aucune erreur sérieuse, comme l'eau phéniquée ou le sublimé ;

7º Quelques épingles de sûreté.

Tous ces objets seront réunis sur le même rayon d'armoire et faciles à trouver.

Il est un peu prématuré de demander qu'il y soit joint un thermomètre pour malade, mais on ne tardera pas, j'espère, à comprendre les grands services que peut rendre dans une famille cet instrument d'un prix modeste et d'un maniement facile.

Il n'est guère de ferme où l'on ne trouve aujourd'hui la fleur de soufre et le sulfate de cuivre, deux antiseptiques dont on peut tirer bon parti.

Un dernier mot pour répéter, qu'il faut seconder le médecin et non pas se substituer à lui et qu'il faut se garder d'être crédules aux donneurs de conseils et dupés par les marchands de panacées, les lanceurs de réclames et les empiriques de toutes sortes.

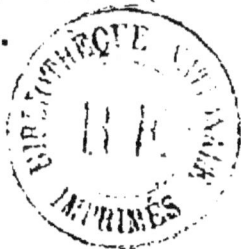

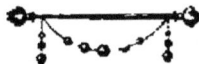

TABLE DES MATIÈRES

Pages

AVANT-PROPOS.

CHAPITRE I — *Tuberculose humaine.* — Elle
est importée à la campagne. — Sa pénétration et sa propagation............ 1

CHAPITRE II. — *Tuberculose humaine* (suite).
Les dangers de la grande ville......... 5

CHAPITRE III. — Mode de contagion de la
tuberculose humaine.................. 9

CHAPITRE IV. — Comment on peut éviter
la *tuberculose* 15

CHAPITRE V. — La destruction des germes
ou *antisepsie*, la propreté ou *asepsie*... 20

CHAPITRE VI. — *L'air* et la *respiration*.... 26

CHAPITRE VII. — *L'eau.* — La *fièvre typhoïde*. 31

CHAPITRE VIII. — Une maladie qu'on peut
toujours éviter : La *variole*........... 36

CHAPITRE IX. — *L'alcool* et le *vin*........... 41

CHAPITRE X. — De l'abus du *vin*........... 44

CHAPITRE XI. — L'enfant et les *boissons spi-
ritueuses*............................. 49

Pages

CHAPITRE XII. — Les causes de l'excessive mortalité : insouciance, résignation, donneurs de conseils.................... 54

CHAPITRE XIII. — Les causes de l'excessive mortalité (suite). — Crédulité aux réclames............................. 59

CHAPITRE XIV. — Les causes de l'excessive mortalité (suite). — L'ignorance....... 64

CHAPITRE XV. — Les prompts secours en cas d'urgence et en attendant le médecin. — La boîte de secours............ 69

CHAPITRE XVI. — Les prompts secours en cas d'urgence (suite). — Les blessures.. 73

CHAPITRE XVII. — Les prompts secours (suite). — Les hémorrhagies.......... 77

CHAPITRE XVIII. — Les prompts secours en cas d'urgence (suite). — La syncope.... 81

CHAPITRE XIX. — Morsures de vipères. — Morsures de chiens enragés ou suspects de rage.......... 85

CHAPITRE XX. — Les noyés. — Les asphyxiés. — Les pendus, la mort apparente...... 90

CHAPITRE XXI. — Les empoisonnements.... 95

CHAPITRE XXII. — Les empoisonnements (suite)............................. 100

— 135 —

Pages

CHAPITRE XXIII. — Les accidents : *fractures, luxations, entorses, contusions, transport des malades*.................. 106

CHAPITRE XXIV. — Les *convulsions*........ 111

CHAPITRE XXV. — L'hygiène du *premier âge*. 115

CHAPITRE XXVI. — Les *maux négligés* et les symptômes dont on ne se défie pas assez............................... 119

CHAPITRE XXVII. — *La nouvelle loi relative à la protection de la santé publique*.... 123

CHAPITRE XXVIII. — Résumé des recommandations essentielles à retenir. — *Pharmacie de la ferme*........... 127

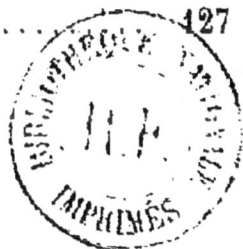

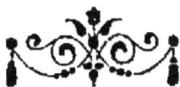

Blois, Imprimerie Centrale, 13, rue Denis-Papin. — 9890

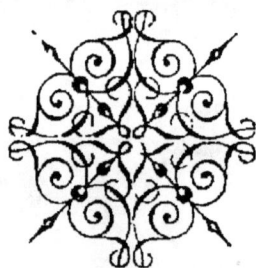

www.ingramcontent.com/pod-product-compliance
Lightning Source LLC
Chambersburg PA
CBHW070803290326
41931CB00011BA/2118